건강을 지키는 생활 속의 반복명상

Original Title : TOPFIT DURCH NICHTSTUN
by Gerd Schnack, Hermann Rauhe
Copyright © 2001 by Kosel-Verlag GembH & Co., München, Germany
Korean Translation copyright © 2004 by Tree of Wisdom

The Korean edition was published by arrangement
with Kosel-Verlag GembH & Co., München, Germany
through Literary Agency Y.R.J., Seoul.

이 책의 한국어판 저작권은 유·리·장 에이전시를 통한
저작권자와의 독점 계약으로 도서출판 지혜의나무가 갖습니다.
저작권법에 의해 한국 내에서 보호를 받는 저작물이므로
무단 전재와 무단 복제를 금합니다.

건강을 지키는
생활 속의
반복명상

게르트 슈낙 · 헤르만 라우에 지음 | 김시형 옮김

지혜의 나무

시작하는 말

"내 온 가슴으로 당신을 사랑합니다."

한 사람이 다른 사람에게 할 수 있는 가장 진솔한 고백이자, 마음 깊은 곳에 묻어둔 감정의 표출이다. 또, 말하는 사람의 감정 상태를 짐작할 수 있는 직접적인 표현이기도 하다. "가슴에 손을 얹고"는 절대적인 진실을 약속하거나 확언할 때 하는 말이고, "가슴에 새기다"는 의도적으로 신념을 다질 때 쓰는 말이다. 우리의 의식과 이성적인 생각들은 머리에서 생기는 것인데도 1인칭 시점의 느낌과 감성, 성격을 생생히 표현하고 싶을 때 우리는 자주 가슴이란 말을 쓴다. "이 사람은 가슴이 비었다"라는 말은 결코 심장이 없다는 뜻이 아니다. 차갑고 매몰차고 굳은 마음을 빗댄 말이니까.

이처럼 일상적인 대화에서 이 '가슴', 즉 심장을 자주 입에 달고 다니긴 해도, 사실 입과 심장의 거리는 가깝지도 않고 우리 마음대로 심장을 움직일 수 있는 것도 아니다. 우리가 관심을 쏟든 안 쏟든 간에 태양, 달, 별들이 밤낮으로 돌아가듯 가슴 속 심장 또한 열심히 기능을 다한다. 그러나 정작 지칠 줄 모르고 우리의 가슴 안쪽에서 뛰고 있는 심장에 대해 얘기할 때에는 오히려 다른 신체부위를 빗대어 표현한다. 독일어와 영어에는 "뱃속에 나비가 있다"는 표현이 있다. 나비는 빨라진 심장 박동을 뜻한다. 어떤 일이 시작되기 전의 긴장감이나 사랑의 설렘을 느낄 때 자기도 모르게 빨라지는 고동소리를 나비의 날갯짓에 빗대어 멋들어지게 표현한 것이 아닐까. 이번엔 가만히 의자에 앉아 있어보자. 우리가 아무리 빠르게 가라, 느리게 가라 명령을 내려도 전혀 들어먹지 않던 심장이 감정을 건드리는 말을 듣거나 경쾌한 음악에 맞춰 다리를 조금 흔들어댈라치면 예외 없이 즉각 반응한다.

우리가 죽는 날까지 심장은 최고의 독립성과 주체성을 갖는다. 그래서인지 서양에서는 산소와 에너지를 공급하기 위한 이 작업소를 각 개인의 성품이 우러나오는 곳, 말하자면 한 사람의 중심으로 여기는 것인지도 모른다. 그러나 극동아시아에서는 이런 생각과는 달리 사적인 감정을 드러내는 말을 할 때 심장 대신 복부에 있는 장기와 관련된 표현을 즐겨 쓰기도 한다. "애간장을 녹인다", "속이 탄다" 같은 말을 여러분도 익히 들어왔을 것이다. 어쩌면 생명의 중심은 심장보다 복부라고 생각하기 때문이 아닐까? 양감이 느껴지는 불룩한 배야말로 체면과 부, 힘과 권력을 대신하는 동의어로 알맞지 않은가. 반대로 서양 사람들은 심장과 이성을 강조하는 바람에, 어떤 일이 잘 풀리지 않을 때도 "뜻도 이성도 없다"라는 표현을 쓴다.

그러나 한쪽에 치우쳐 심장과 이성만을 중요시하는 문화적 습관은 조금 고쳐져야 할 필요가 있을 듯 하다. 최근 의학 연구에서 뇌 말고 복부에서도 중추신경계와 같은 전기적 자극이 발생한다는 점이 입증되었기 때문이다. 그렇다면 중요한 결정은 배에서 나올 수도 있고, 머리뿐만 아니라 배 역시 사고과정에서 한 몫을 한다는 말이다. 이 이야기는 다시 뒤에 자세히 언급할 것이다.

  서양 문화권에서 심장을 강조하는 경향이 강한 것은 사실이지만, 어쨌든 심장과 중추신경의 거리가 멀고 직접적인 접촉을 할 수도 없어서, 조용히 뛰는 심장을 꼬드겨 빨리 돌아가게 하려면 스트레스, 신체운동, 감정 변화, 감동 등의 자극을 주고 그것에 자율적으로 흥분을 일으키도록 유도하는 우회로를 취해야 한다. 교감신경을 통해 자극이 전달되면 심장의 움직임은 자동적, 반사적으로 빨라진다. 그에 비해 심장의 운동을 안정시키고 흥분을 가라앉히도록 지시하는 부교감신경은 반사적으로 작동하지 않기 때문에 그것의 기능을 유발하는 과정은 약간 어렵고 까다롭다. 인체에는 자극과 가속을 위한 반사작용은 있지만 안정시키고 긴장을 늦추는 반사작용은 없다는 뜻이다. 물론 사람은 누구나 어머니 뱃속에서 오랜 기간 명상과 이완의 환경을 경험하면서 평생 잊혀지지 않는 반복 구조를 머릿속에 새겨놓는다. 하지만 자궁을 빗어낸 지금에는 다시 그것을 되찾고 새롭게 몸에 익히는 훈련을 해야 한다.

명상은 심장으로 가는 통로이다.

반복(repetitive), 즉 계속 되풀이되는 진동 구조에는 호흡, 언어, 음악, 신체 운동, 자연적인 이미지들이 있는데, 이것들을 통해 심장과 접촉하는 새로운 통로를 만들고 머릿속에 일어나는 모든 생각 과정을 하나로 모으는 방법을 접목하면 우리가 원하는 핵심, 중심에 닿을 수 있다. 명상은 큰 육체적 수고와 노력을 기울이지 않아도 원하는 것을 얻을 수 있게 하는 선물이다. 아울러 머리와 심장의 거리를 좁히는 새로운 의식 차원으로 가는 방법이다. 서양식 사고방식으로는 이렇게 따로 애쓰거나 힘을 들이지 않아야만 갈 수 있는 길이라는 게 왠지 낯설 것이다. '일하지 않는 자, 먹지도 말라'라는 대원칙에 위배되는 일이기 때문이리라. 하지만 명상의 진면목은 하나도 남김 없이 모든 것을 놓아버렸을 때, 그리고 마음과 몸이 오직 한 가지에 집중될 때, 그래서 심장으로 가는 길이 활짝 열릴 때 비로소 빛을 발하는 것이다.

아래의 간단한 명상지침이 그 길에 도움이 될 것이다.

몸과 마음을 고요히 하고 두 눈을 감는다. 이제부터 끊임없는 되풀이의 되풀이 속에 긴장이 사라져갈 것이다. 호흡에 정신을 집중하고 '생각단어'나 '생각문구'를 정해 반복한다. 시 한편을 선택하거나 유명한 잠언을 속으로 읊어도 좋다. 하나의 가락을 되풀이하거나 특정한 방법으로 몸을 반복해서 움직이는 것도 좋다. 그러면 어느새 그대 주위의 세계가 머릿속에서 사라지며 의식할 수 있는 생각 이전의 차원으로 돌아간다. 이 새로운 차원에서는 그대가 읊는 말의 의미조차 사라지고 희석된다.

이 방법은 복잡하지도 않지만 어설프거나 부족하지도 않다. 성역인 것만 같았던 심장에 우리 스스로 영향을 줄 수 있게 되고 이윽고 갖가지 스트레스와 긴장을 침착하고 평안한 심리상태로 바꾸는 법을 터득하기에 충분한 것이 반복명상 수련법이다.

프리츠 헤기는 저서 『즉흥과 음악치료』에서 이렇게 썼다.

"생각나는 대로 한 단어를 말해보자. 예를 들어 명상이라는 단어를 연달아 발음하는 것이다. 그러다 보면 어느 순간부터 이 낱말의 뜻이 더 이상 머릿속에 인식되지 않는다. 멈추지 않고 단어를 계속 소리내어 되풀이하면 발음 기관인 성대, 혀, 턱, 입술의 움직임이 말을 잘 듣지 않는 순간이 온다. 이 현상은 그 자체가 하나의 중요한 증거이다. 이 순간, 한 단어가 가진 음악과 움직임 안에 깃든 박자가 우세해지면 우리가 그토록 중요하게 여기는 생각하는 도구 '머리'의 조절 제어 기능이 거의 마비된다는 사실이 드러난다."

반복명상은 일상적인 생활의 한 부분이며 태어나기 전부터 몸에 붙은 습관과 같다. 그래서 시간이 흘러 성인이 된 후에도 긴장을 풀고 스트레스를 완화하는 수단으로 언제든 다시 불러내어 안정과 심리적 평안을 찾는 데 활용할 수 있다.

"너희가 일찍 일어나고 늦게 누우며 수고의 떡을 먹음이 헛되 도다.

그러므로 여호와께서 그 사랑하시는 자에게는 잠을 주시는 도다." 구약성서의 이 시편 구절 역시 물질적인 성과보다 마음의 힘과 풍요가 훨씬 값진 선물이자 재산이라는 점을 강조한다. 움켜쥔 주먹은 힘과 권력의 상징으로 표현되곤 한다. 그러나 쉼 없는 경직상태는 기껏해야 스트레스와 경련만을 몰고 올 뿐이다. 진정한 생명력은 힘이 아니라 차분하고 고즈넉한 이완상태에서 비롯되며 느긋하게 모든 것을 놓아둘 때 생기는 것이다.

요즘 같이 휴식도 없고 시끄럽고 스트레스만 가중되는 환경에서 고즈넉한 상태를 스스로 만들고 유지하는 것은 무척 어려운 일이지만 포기할 수 없는 중요한 과제이기도 하다. 인생을 사는 기술은 움켜쥔 것을 놓고 베푸는 행위 속에 있다. 나 아닌 다른 것을 행복하게 하는 법을 익힐 때 내 스스로의 행복감도 저절로 따라오기 때문이다.

반복명상으로 꾸준히 수련을 계속하여 내적인 경험이 쌓이면 이윽고 외부 환경에도 반복적인 요소가 많다는 걸 깨닫게 될 것이다. 이를테면 자연에 존재하는 음악적 선율이나 움직임도 몸이 반가워하고 즐기는 반복성을 지니고 있을 때가 많다.

이 책에는 물결, 새, 언덕, 산, 구름, 곡식이 자라는 들판을 추상적이고 안정된 느낌으로 표현한 단색 수채화가 여기저기 즉흥적으로 반복되고, 자연스럽게 지면을 장식한다. 책을 읽는 순간에도 그런 그림으로 여러분이 반복적인 심상을 즐길 수 있었으면 하는 것이 글쓴이들의 바램이다.

이 책에 소개된 반복명상 수련이 여러분이 평안하고 창조적인 순간들을 많이 경험하는 데 일조하기를, 나아가 하루 하루를 이끄는 삶의 든든한 동반자가 되기를 바란다.

건강을 지키는 생활 속의
반복명상

— 차 례 —

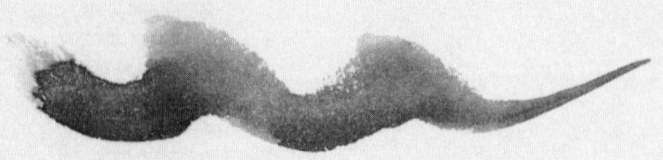

시작하는 말 | 5

01. 생명이 시작될 때 명상도 시작된다 | 15

02. 명상과 스트레스, 동과 서가 어떻게 다를까? | 39

03. 명상의 원천 | 55

04. 자연에서 배우는 반복명상 | 67

05. 명상으로 의식을 바꾸고 거듭나기 | 81

06. 생각과 행동을 묶어주는 이로운 기의 흐름 | 103

07. 반복명상을 하면 이런 것이 좋다! | 117

08. 음악, 음악, 음악 : 호흡, 박자, 소리와 함께 하는 반복명상 | 179

09. 명상으로 만나는 행복 | 197

10. 한마디로 반복명상은… | 205

부록 CD 해설 | 211

01

생명이 시작될 때
명상도 시작된다

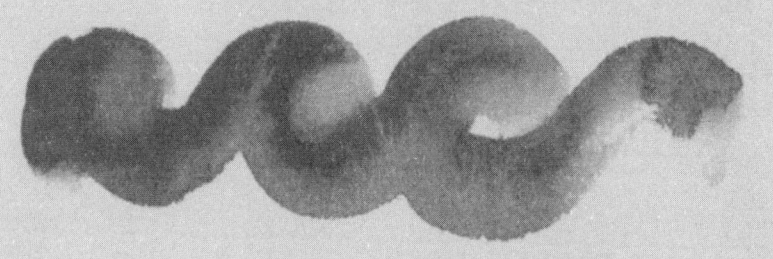

생명이 시작될 때 명상도 시작된다

사람은 태어날 때부터 반복명상에 익숙하다

 누구나 할 수 있고, 누구나 갖고 있으며, 누구나 어머니에게서 물려받고 태어나는 것이 있다. 그것은 바로 '반복이 되풀이되면 긴장을 풀고 명상상태에 잠기는 타고난 재능' 이다. 아이가 울면 이 세상 모든 엄마들이 거의 본능에 가깝게 취하는 자세가 아이를 즉시 팔로 부둥켜안고 규칙적으로 흔들어주는 일이다. 아이 엄마는 자기가 젖먹이일 때 어머니가 보인 행동을 저절로 배워 익혀 그대로 해준다. 아기를 눕혀 놓는 요람이 잘 흔들리게 만든 것도 같은 이유에서일 것이다. 이렇게 특정한 반복이 계속되면 아기는 신뢰감을 느끼고 긴장을 풀며 안정을 찾는다.
 자장가를 봐도 그렇다. 어느 민족이든 전래되는 자장가는 모두 흔들리는 요람이나 엄마가 아기를 안고 토닥일 때와 일치하는 균등한 선율과 박자로 구성된다. 자장가의 이런 형식이 흔들리는 움직임에 맞춰 긴장을 완화해주며, 일정한 선율이나 음조가 반복되면서 음정이 급격하게 벌어진다거나 박자가 불규칙한 일은 거의 없다.

요한 브람스의 유명한 자장가는 민요집 〈소년의 마법피리〉에 나오는 구절을 가사로 삼았다.

"Guten Abend, gut' Nacht, mit Rosen bedacht, mit Näglein besteckt, schlupf unter die Deck'! Morgen früh, wenn Gott will, wirst du wieder geweckt. Morgen früh, wenn Gott will, wirst du wieder geweckt.
Guten Abend, gut' Nacht, von Englein bewacht, die zeigen im Traum, dir Christkindleins Baum. Schlaf nun selig und süß, schau im Traum's Paradies. Schlaf nun selig und süß, schau im Traum's Paradies."

산부인과 병동에서 실제로 쓰이는 방법을 보아도 인간에게 타고난 반복명상 능력이 있다는 것은 짐작이 간다. 가만히 못 있고 칭얼대는 신생아 옆에 엄마의 심장과 똑같은 소리를 내는 곰 인형을 놓아주면 금새 잠잠해진다. 엄마의 심장소리와 유사한 소리를 내는 유아용 음향기계인 '프레나탈 박스(pränatal box)'도 똑같은 원리로 작동한다. 정신 지체아가 불안정한 움직임을 보이며 발작을 일으키면, 빠른 시간 내에 신체 근육의 긴장을 완화시켜주어야 한다. 이 때 프레나탈 박스에서 심장 박동과 비슷한 패턴의 반복적인 음향이 들리면 정신 지체아의 발작이 빠르게 잦아든다.

필자도 베트남 전쟁 때 외과의로 일하며 그와 비슷한 경험을 했다. 불교 단체에서 운영하는 고아원에 부모 잃은 아이들이 새로 들어오면 요람이나 이부자리에 누워 자기 몸을 혼자서 왔다갔다 흔들어대는 것을 많이 보았다. 아이는 아주 어릴 적에 부모로부터 애정을 받지 못했거나 성장기에 필수적인 감정적 구속감과 육친애를 체험하지 못할 경우, 전형적인 움직임을 되풀이함으로써 결핍감을 해소하려 한다. 루마니아의 고아원에 수용된 버려진 아이들도 마찬가지였다. 그 아이들도 몸을 흔들어대며 압박감을 줄이고 긴장을 완화하며 안정을 찾으려고 했다.

어린이가 겪는 애정 결핍은 감정적인 스트레스가 되어 특정 행동 패턴의 반복으로 나타난다.

갓난아기가 무는 고무 젖꼭지도 인간이 마음을 가라앉히기 위해 취하는 본능적 행동과 관련된 물건이다. 고무 젖꼭지의 기능은 아기가 입술과 혀 근육을 규칙적으로 긴장했다가 이완하는 똑같은 동작을 반복하여 심리적인 안정을 되찾게 하는 데 있다. 유아기에 겪는 스트레스는 이런 간단한 방식으로 해소할 수 있고, 불안 증세를 보이던 아기도 입안 근육이 젖꼭지를 빨았다 놓았다 하는 운동을 하면 서서히 긴장을 풀고 스르르 잠이 든다.

말하자면 고무 젖꼭지는 사람이 태어나서 처음으로 사용하는 운동기구인 셈이다. 다만 이 운동기구는 근력을 키우기 위한 것이 아니라 안정과 이완을 연습하기 위한 것이다. 이른바 신생아의 흡입 반사라 일컬어지는 이 작용은 따지고 보면 신경을 따라 구심성(말초신경에서 중추신경으로 가는 도입성)과 원심성(중추신경에서 말초신경으로 가는 도출성)의 원칙에 따라 자동적으로 전해지는 진짜 반사작용은 아니다. 흡입 반사는 아기 엄마가 우는 아이에게 보이는 '흔들기 반사'와 똑같이 태어날 때부터 가지고 있는 기능이다.

　담배를 피우거나 껌을 씹으면 어떤 움직임을 반복했을 때처럼 은근히 마음이 편해지고 느긋해지는 이유도 성장하면서 흡입반사가 그런 형태로 변형되었기 때문이다. 근육이 씹거나 빠는 행위를 반복하는 한편, 시각 기관은 물결치듯 흘러가는 담배 연기를 좇는다. 근심이 가득 어렸던 머릿속에서 공간도 시간도 어렴풋이 잊혀진다.

　이렇게 인간의 기본 행동은 출생 이전부터 이미 여러 형태의 반복으로 얼룩져 있다. 9개월 동안 태아는 액체 상태의 매체를 통해 모체와 긴밀하게 소통하기 때문에 미미한 육체적 진동이라 할지라도 서로에게 직접적인 영향을 준다. 특히 엄마의 허파와 심장의 움직임, 말소리, 율동에 맞춰 움직이는 다리 등은 아직 태어나지 않은 아기가 자궁 속에서 직접적으로 반응하고 함께 움직이는 음향의 진원과 의사소통 수단으로서 중요한 역할을 담당한다.

　엄마와 아기의 체내 소통을 가능하게 하는 배경은, 프랑스 학자 알프레드 토마티스(Alfred Tomatis)가 밝힌 '뼈를 통한 전도'이다. 이것은 우리 몸에서 청각적인 자극을 가장 잘 전달하는 방법이다.

　토마티스는 임신 16주에서 20주까지 태아의 두뇌에 달팽이관을 비롯해 청각기관을 구성하는 각종 핵심 조직들이 상당한 모습을 갖추기 때문에 음향 신호를 감지하고 두뇌에 저장하는 일이 가능하다는 사실을 알아냈다. 특히 주파수가 낮을 때보다 높을 때 신호저장이 더 활발하다는 것과 뼈를 통한 전도가 가장 우선적으로 기능을 발휘한다는 점을 강조했다.

산모의 신체가 내는 음향 형태는 전형적인 반복 진동이다. 그러므로 엄마 뱃속에 든 태아에게는 이런 반복적인 음향 패턴이 감각적 경험을 쌓는 주된 자료인 셈이다. 인간이 일단 세상에 태어나면 엄마 뱃속에서 누렸던 만큼 철저한 보호를 다시는 받을 수 없다. 따라서 산모와 태아 간의 이런 모든 신체적인 반응은 대체로 태아가 편안하고 느긋하며 안전한 상태일 때 겪는 일이다.

여기서 잠깐 물리학 지식을 살펴보자. 음향은 기체보다 액체에서, 액체보다 고체에서 더 빨리 전달된다. 공기 중에서 초당 331m를 가는 음향은, 물 속에서는 1407m, 철에서는 5100m를 움직인다. 사람은 세상에 태어나 공기를 통해 다른 사람들과 소통하지만, 태어나기 전에는 몸 속에서 일으키는 자극과 반응을 엄마와 아기가 몸과 몸을 통해 직접 교환한다. 게다가 뱃속의 아기는 물의 성에 들어 있으니 성능 좋은 이어폰을 착용한 것만큼 훌륭한 음악 감상실에 앉아 있는 거나 마찬가지이다. 여기서 엄마가 일으킨 여러 종류의 진동은 뼈, 근육, 양수를 통해 전달된다. 아기는 소리를 귀로만 듣는 게 아니라 자기를 둘러싸고 있는 액체를 통한 직접적인 신체 접촉과 몸 전체에 걸친 '뼈 전도'로도 들으며 양수라는 질 좋은 '공명판'까지 가지고 있어서 반복적인 음향의 진동과 신체의 동요를 놓치지 않고 감지한 뒤 머릿속에 그대로 기억한다. 특히 임신 후반기에 접어들면 태아는 반복적인 자극의 경험을 더욱 열심히 모아 시시각각으로 두뇌 기억 장치에 저장하고 이 자료를 고스란히 간직한 채 세상에 태어난다. 따라서 인간은 누구나 엄마 뱃속이라는 최고의 음향실에서 넉 달 반의 기간동안 집중 훈련을 거치는 셈이다. 이 때 받은 명상 기초학습 덕분에 이제 막 태어나는 아기들은 원초적 신뢰감을 안은 채 세상 빛을 보게 되는 셈이다.

원초적 신뢰감은 타고난 명상 능력과 깊은 관련이 있다.

사람은 태어나기 전에도 두뇌의 네트워크 구조가 이미 형성되기 때문에 저장된 정보가 여러 집결점을 오가며 이동하고 교환되는 일이 가능하다. 뇌가 가진 이런 연상기능은 심상이 교환되는 과정과 비슷하다. 때로는 임의의 음악적 자극을 받았을 때 전혀 무관해 보이는 감정적인 반응이 도출되기도 한다.

아기가 태어나서 성장하고 어른이 된 후에도, 반복적인 움직임이나 패턴이 나타나면 뇌의 연상 기능에 불이 켜지고 네트워크 작용이 일어난다. 특히 이 네트워크는 태어나기 전에 미리 침착함, 느긋함, 안전함의 느낌과 밀접한 관련을 갖게끔 형성된 것이다.

아기의 뇌에 있는 1천3백억 개의 신경 세포는 따로 떨어져 있는 것이 아니라 100조 개가 넘는 시냅스(접속부)를 통해 서로 촘촘히 연결되어 있다. 이런 상호 연결 구조가 갖춰져 있기에 한 가지 이상의 감각인지가 동시에 처리될 수 있다. 그 결과, 보고, 듣고, 피부로 느끼고, 냄새맡고, 맛보고, 생각하는 행위와 함께 만들어낸 고도의 의식을 갖게 되는 것이다. 이 결과물은 사람이 성장한 후에 갖는 명상 행위에서도 아주 중요한 의미를 차지한다. 즉 반복적인 패턴을 만나면 우리는 자궁 속에서 어머니와 자극을 주고받으며 몸에 익힌 안정감, 일종의 명상 상태에 들어간다. 특히 음향에 대한 감각은 다른 종류의 감각보다 민감해서 뱃속의 아이는 소리를 듣고 채집한 정보를 특히 잘 기억하고 배운다.

인간은 영상, 냄새, 맛, 촉각보다는 소리에 가장 민감하다.

사람의 청각기관은 촉각의 천만 분의 일도 되지 않는 미미한 자극에 반응할 정도로 예민하다. 또, 분위기에 따라 분비 여부가 달라지는 호르몬 덕분에 청각 전달과 시각 전달이 동시에 일어날 경우, 시각 전달이 뚜렷이 제한을 받는 일이 많다. 그런 관점에서 보면 렘브란트의 그림보다는 모차르트의 교향곡이 우리의 감정상태에 훨씬 더 강한 영향을 미칠 가능성이 있다고 말할 수 있다. 영화 〈바람과 함께 사라지다〉도 음악이 없다면 어떤 감흥도 주지 못할 것이고, 〈카사블랑카〉 역시 음악이 없다면 '진짜 카사블랑카'가 아닐 것이다. 음악의 무한한 영향력이 드러나는 사례가 비단 두 영화에 국한되지는 않으리라.

우리의 감정이 모두 기록되어 있는 대뇌 변연계와 청각기 계통이 밀접한 관련을 맺고 있는 것이 바로 그 이유이다. 소리에 반응하는 기능은 뚜렷한 경계상태를 대변하기도 하는데, 특히 낮보다는 밤에 더욱 이 특성이 드러난다. 인간이 스스로의 안전을 지키려는 의지를 가졌기에 이런 경고성 감가은 다른 잠재력을 언제든 불러낼 수 있도록 하는 중요한 역할을 한다. 그래서 아무리 깊이 잠든 밤일지라도 즉시 적과 싸우거나 위험을 피해 달아나는 반사행동을 일으킬 수 있다. 두뇌의 중앙조정시스템은 여러 가지 감각의 통로를 통해 들어오는 자극들을 저장하고 재생산하면서, 특히 소리 정보만큼은 아주 어릴 적부터 다른 관심사보다 우선하여 처리해 왔다.

우리의 귀는 눈으로 보는 것보다 훨씬 더 많은 감정을 유발할 수 있다.
　말하자면 소리 정보는 일종의 물리학적 크기가 증가하고 감소하는 일이 때 맞춰 반복되는 진동이라고 할 수 있다. 깃털이나 현이 이리저리 흔들리는 것이나 시계의 속도조정장치가 돌아가는 움직임, 물마루와 물골이 교차되며 수면이 너울대는 모습, 빛의 파동이나 물질 입자의 파동 같은 것도 진동에 속한다. 가장 단순하고 기본적인 진동은 정현(正弦―수학적 용어인 사인sine과 같은 개념) 진동이다. 자연에서는 마찰과 흡수가 지속적으로 진동에너지를 감소시키기 때문에 완충된 형태로 나타난다. 자연 현상에 존재하는 진동은 예를 들면 다음 그림들처럼 여러 가지 진행양상을 보인다.
　주기적인 형태의 진동이 두 가지 이상의 다른 물질을 통해 전달될 때는 현악기에 걸린 시위가 보이는 진동처럼 파봉(마루)과 파절점(진동이 멈추는 부분)으로 이루어진 파동이 일어난다. 수평으로 넓게 퍼진 북 표면에서는 역시 평평한 모양의 진동이 일어나고 독일 물리학자의 이름을 따서 클라드니의 도형이라고 불리는 완만한 파봉과 파절선을 보인

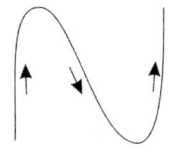 다. 물이나 공기 같은 3차원 물질은 구형 혹은 원뿔형으로 생긴 파절면과 진폭이 크고 전파력이 강한 파봉 공간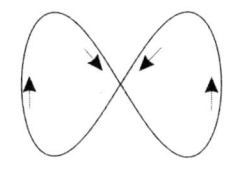
을 보이는 공간파(송신 안테나에서 나와 땅에 닿지 않고 공기 속의 이온 층에 반사되어 수신안테나에 전달하는 전자파) 형태를 띤다.

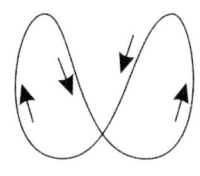 엄마와 아직 뱃속에 있는 아기가 서로 자극과 반응을 주고받는 것 역시 앞서 살펴본 대로 음파 전달 이라는 면에서 이해하면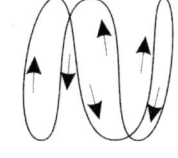
된다. 그러므로 신생아의 두뇌 프로그래밍은 출생 이후가 아니라 자궁 속에서 이미 시작된다. 아기를 가져본 엄마들이라면 누구나 아기가 보내는 몸 속 의사소통을 알고 있을 것이다. 위험한 일이 생겼을 때는 팔과 다리로 엄마 배를 마구 두드리고 차면서 격렬한 신호를 보내지만, 바하의 칸타타를 들려주면 편안하고 안정된 상태로 머물러 있기 때문이다.

성장을 거치면서 여러 가지 정보를 복합적으로 처리하는 두뇌의 연상기능은 본격적으로 효과를 발휘해, 비록 단순한 파형을 가진 진동이라 할지라도 충분한 시간을 두고 지속된다면 완전한 기억효과를 유발할 수 있다. 출생 전에 이런 기억효과가 일어나는 것은 어린 두뇌가 아직 백지 상태로 머물러 있기 때문에, 즉 중앙처리장치의 작업공간에 아직 빈자리가 많이 남아 있기 때문에 가능한 일이다. 이처럼 우리 뇌는 대단한 병행능력을 갖고 있어서 생화학적인 과정이 사고에 영향을 미치기도 하고 모든 것이 그물처럼 촘촘히 연결되어 있다.

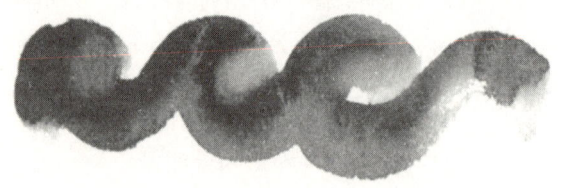

이런 관점에서 행동 심리학에서도 유아기에 있었던 경험이 가장 강한 기억으로 자리잡고 있다는 점을 강조한다. 저명한 동물학자 콘라트 로렌츠 역시 야생거위 실험을 통해 새끼 거위가 알을 깨고 나오는 순간 누구와 처음 눈길을 마주치느냐 하는 문제가 얼마나 중요한지 증명한 바 있다. 거위나 오리가 태어나서 처음 본 동물을 엄마로 점찍는다는 것을 여러분도 익히 알고 있을 것이다. 바닥에 엎드린 채로 자기 집 마당을 기어다니던 늙은 학자와 그의 꽁무니를 졸졸 따라다니던 어린 거위들의 귀여운 모습은 잊혀지지 않을 명장면이었다.

어떤 실험에서는 어린 고양이들이 태어나자마자 몇 주 동안은 가로 줄무늬 벽지를 바른 방에서만 키우다가 갑자기 세로 줄무늬 벽지로 환경을 바꿔주자 고개를 모로 누이고 벽을 바라보았다고 한다.

동물들도 이렇듯 생생하게 유아기의 기억에 영향을 받는 정도이니,

하물며 임신 16주에서 20주 사이에 청각기 계통의 중추와 말단부가 모두 형성되고 시시각각으로 진동을 느끼면서 보는 것보다 듣기를 더 잘한다는 인간이라면, 뱃속에서 제공받는 다양한 감각 정보의 영향력이 얼마나 대단하겠는가.

이른바 '태내 교실'에서는 진동뿐 아니라 율동(리듬) 또한 학습 자료가 된다. 율동은 '시간의 변화와 공간의 확장을 감각인지가 가능한 단위로 편성한 것'이다. 체험하는 사람은 각기 다른 고저장단을 지닌 부분적인 움직임들을 보면서 그것을 반복과 규칙으로 인식한다. 율동이 없는 움직임은 그저 획일적이고 직선적인 모양을 띨 뿐이다. 반면 반복적인 운동패턴은 파봉과 파곡, 높고 낮음, 강함과 약함 사이의 양극을 규칙적으로 왕복하는 '반복의 반복'이다. 이처럼 인간의 생체 리듬 속에 깃든 필연적인 구조가 바로 진동이다.

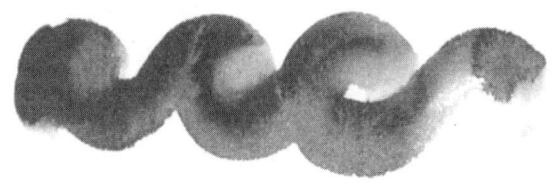

"세상 모든 것엔 제 때기 있나니"
강해야 할 때 − 약해야 할 때
높이 오를 때 − 낮게 내려갈 때
오른쪽을 향할 때 − 왼쪽을 향할 때

물마루일 때 — 물골일 때

숨을 들이쉴 때 — 숨을 내쉴 때

긴장할 때 — 이완할 때

빛과 그림자, 솟음과 꺼짐, 긴장과 이완, 빠름과 느림은 우리 인생에서 규칙적으로 교차하고 되풀이하며 리듬과 율동을 만든다. 이런 근본적인 반복구조는 우리 의식을 때마다 변화시키고, 익숙하게 느끼던 구조를 다시 인식하게 하여 완전히 새로운 명상적 이완 상태를 경험하게 한다. 원시 민족을 보라. 그들은 반복의 힘, 그리고 율동이 있는 춤사위에서 나오는 창조적인 힘이 얼마나 위대한지 알려준다.

떠들썩하고 바쁘고 스트레스만 잔뜩 존재하는 이 시대에는 우리가 어머니의 품에서 경험했던 인간의 본능적인 행동을 다시 발견하고 새롭게 활용하는 것이야말로 중요한 과제 가운데 하나이다. 특별히 다른 일을 하지 않아도 호흡 하나만 공들여 하면 지금 그대가 하고 있는 행위에 집중할 수 있는 의식을 갖게 된다. 몸 안에서 들고 나는 리듬 덕에 포괄적인 이완이 가능하기 때문이다.

그렇다면 호흡은 어떻게 이완을 불러오는 것일까? 수많은 허파꽈리가 바람을 머금은 숲처럼 흔들리며 가장 큰 진동과 함께 신체와 중추에 강한 반응을 일으키는 것이리라. 그래서인지 명상에서는 음성 모음과 유성 자음이 양성 모음과 무성 자음에 비해 더 유용하게 쓰인다. 또, 몸 안으로 울림을 내려면 몸을 진동하게 하는 [m], [n], [ŋ], [z], [r], [v], [l]를 쓰고, 몸 바깥으로 작용하는 울림은 모음 [a], [e], [i], [o], [u]를 이용한다.

- [m], [n], [ŋ]은 각각 다른 신체 울림을 만들어낸다.
- [m]은 흉곽에서 흘러나와 머리 전체를 울린다.
- [n]은 혀, 코, 입천장 세 구역이 작용하여 발음되고, 흉곽 상부를 공명시킨다.
- [ŋ]은 혀와 입천장을 울리고 목에서 진동한다.

특히 [m]은 진동 범위가 가장 큰 신체적 반향을 일으키는 발음이다. 이 소리로 항상 중심을 찾을 수 있고 명상 호흡 효과도 톡톡히 볼 수 있다. [m]은 완전한 합일과 인정을 나타낼 때 많이 쓰이는 소리이며 맛있는 음식을 먹을 때 내는 소리이기도 하다.("냠냠"을 모르는 사람이 있을까?) 기독교에서도 기도 끝에 완전한 합일을 표할 때 "아멘"이라는 말을 한다. 명상수련분야의 '세계 챔피언'인 부처님도 몸 속에서 울려 퍼지는 이 소리를 하찮게 여기지 않으셨기에 가장 많이 쓰이는 주문으로 "옴 마니 반메 훔"(오, 너 연꽃 속에 숨은 보석이여)을 가르쳤으리라 생각한다.

숨쉬기와 [m]은 깨어있는 의식상태에서 명상으로 들어가도록 도와주는 주파수에 맞게 체내진동을 만들어낸다.

진동의 성격(파형)과 의식
- 30에서 15 헤르츠 : 베타 파 – 깨어 활동하는 동안의 의식
- 1에서 7 헤르츠 : 알파 파 – 편안함, 느슨한 안정, 이완
- 7에서 4 헤르츠 : 세타 파 – 명상, 잠
- 4에서 0 헤르츠 : 델타 파 – 깊이 잠듦, 최면 상태

숲이 바람에 깊은 숨소리를 쏴아 하며 내듯, 사람도 숨을 쉬면서 좋은 명상 효과를 보려면 진동 주파수가 중요한 역할을 해주어야 한다. 심장박동 소리는 긴장과 이완 두 가지 음조를 가졌는데 심장이 수축하며 긴장할 때에 몸에서 '둠' 하며 둔한 근육 소리가 나며 주파수가 낮은 음질을 만든다. 반대로 심장이 이완되며 내는 '탁' 소리는 더 높은 음질을 내기 때문에 명상에는 별 도움을 주지 못한다. 근육이 긴장했을 때의 '둠' 에도 [m]소리가 섞여 강한 내적 반향을 일으키며 '탁' 하는 이완음에는 [a]가 섞여 진동을 외부로 향하게 하는 역할을 한다.

음악 치료 세미나에 참석한 바이올리니스트들은 바이올린의 E 현이 내는 고음을 들으면 스트레스와 성급한 기분이 생긴다고 말했다. 영어로 사랑이라는 뜻의 명사 'love' [러브]는 같은 뜻의 독일어 'Liebe' [리:베]보다 더 몸 중심을 향한 강한 울림과 명상효과를 갖는다.

명상은 마음 모으기, 내적인 성찰의 동의어이며 깊은 숨을 쉬어서 몸 근원이 함께 울리게 하는 일이다. 초기 불교 때부터도 승려들은 참선에 들었을 때 얼마나 또렷하게 숨을 쉬고 있는지 깨닫는 것을 중요하게 여

겼고 나아가 특정한 몸 자세를 취하면 '중심으로 가는 통로'가 더욱 튼튼해진다는 사실도 알아냈다. 일단 그런 상태에 있는 사람은 단단히 무장을 한 채로 인생의 온갖 공격과 장애에 맞설 수 있다. 그리고 엄마 뱃속에서 안정과 편안함을 누릴 때 그랬던 것처럼 스스로 만든 '대피소'에서 몸을 웅크리는 자세를 취한다. 참선하는 스님들의 옛 지혜 몇 마디를 들어보자.

"긴장을 풀고 몸을 웅크린다. 이 방법으로 머리와 마음을 하나로 모은다. 참선할 때는 낮은 간이 의자에 앉는다. 무릎을 꿇고 바닥에 앉으면 더욱 좋다."

반복적인 구조를 가진 몸의 진동은 사소해 보이는 신체 움직임을 통해서도 명상 수련에 보탬을 준다. 고유 수용(固有 受容)[1]이라 일컬어지는 신경 자기제어기능은 특히 운동기 계통에서 일어날 때 지금 막 어디서 어떤 긴장이 얼마만큼 일어나고 있는지 끊임없이 일러준다. 이 긴장은 매번 우리가 취하는 자세라든가 여러 가지 동작에서 비롯되는 것들이다. 이렇듯 뇌와 근육조직들은 늘 서로 연락을 주고받기 때문에 중추신경계에서는 어떤 정보를 활성화할 것이며, 어느 지점에 저장할 것인지 결정할 수 있게 된다. 고유 수용 체계는 말하자면, 몸 전체의 근육체

---

[1] 반사를 일으키는 자극을 감지하는 기관이 반사 운동이 일어나는 기관 속에 있는 경우에 생기는 반사를 고유 반사라고 하고, 이런 기관 속에 위치한 감각을 고유 감각, 속감각이라고 한다. 운동 감각이나 평형 감각, 내장 감각, 따위와 같은 신체 내부의 감각이 바로 고유 감각이다. 이 감각에 의하여 자기 몸의 위치와 자세, 운동 상태를 알 수 있다. 이런 고유 반사를 일으키는 자극을 감지하는 기능을 가르켜 고유 수용, 자기자극(自己 刺戟)이라 한다. (참고 . 《표준국어대사전》 국립국어연구원)

계가 현재 어떤 자세를 만들고 있는가 하는 정보를 실어 나르는 성능 좋은 영구적 통신망이다. 물론 우리가 취하는 자세들은 모두 지구의 힘마당(역장 力場)에서만 일어나는 특수한 동작에 속한다.

'태내 교실'에서는 학습 영상과 기억 영상을 기록하고, 특히 임신 후반기에 접어들면 산모가 만들어내는 몸의 진동을 감지하고 중추 신경계에 프로그래밍 하는 중요한 일이 일어난다. 엄마와 아기가 주고받는 몸의 진동 외에도 태아의 운동기관에서 뇌로 운반되는 수용기(受容器)[2] 정보가 또 하나의 중요한 학습자료로 작용한다. 긴장 수용기와 팽창 수용기는 태아가 편안하게 웅크리고 있을 때 근육과 힘줄, 관절포(關節包—점액이 들어 있는 주머니 모양의 조직으로 점액낭, 관절낭이라고도 한다. 뼈와 접촉하는 관절 따위의 마찰을 적게 하는 구실을 한다)의 긴장과 팽창수축 정도를 뇌의 운동 중추에 알려준다. 반복적 진동이 그랬듯 이때의 몸 속 자극이 재료가 되어 완벽한 이완과 안정 상태를 배우는 또 하나의 학습 프로그램을 발전시킨다. 이것 역시 훗날 중추 신경계의 연상 작용을 통해 평정과 이완을 되찾고 명상으로 이어지도록 도와준다. 명상으로 가는 두 가지 방법은 아래와 같다.

● 첫째, 되풀이 동작이 연이어 이어지는 반복 패턴. 특히 숨쉬기는

---

[2] 해부학적으로 자극에 대하여 반응하는 구조. 말초 감각 기관이나 말초 신경의 끝 부분, 신경 상피 세포, 수용기 세포를 가진 감각 기관의 한 부분, 눈이나 귀와 같은 분화된 감각 기관 따위이다. 섭수기라고도 한다.

굳게 닫힌 '명상의 성문'을 여는 열쇠이다.
- 둘째, 이완하여 몸 웅크리기, 쪼그려 앉기. 이 자세를 통해 더욱 몸의 중심에 집중할 수 있다.

힘을 빼고 웅크린 자세는 몸으로 하는 명상을 도와준다.

이완하여 쪼그려 앉은(웅크린) 자세를 취하면 안전감이 느껴진다. 물론 도시문명화 된 성인은 아이들이나 원시 민족에 비해 이 이완 자세를 취하기가 자못 어려울 것이다. 현대인은 딱딱하고 매끈하게 포장된 바닥 위에서 굽 높은 구두를 신고 어렵사리 까치발을 하고 걸어 다니는 바람에, 그렇지 않아도 부담을 받는 장딴지 근육을 더욱 혹사시킨다. 그런 사람이 한껏 웅크린 자세를 취하면 무릎 관절이 밖으로 돌아가고 발끝으로 균형을 잡는 일이 꽤나 어렵고 까다롭다. 짧아진 장딴지가 웅크린 자세를 할 때 필요한 만큼 늘어나 주지 못하기 때문이다.

밭은 숨을 쉬며 스트레스 속에 사는 현대인, 특히 서양 사람들에 비해, 옛 동양 사람들은 입가에 잔잔한 웃음을 짓는 법부터 달랐고, 앉는 법도 좀더 다르고 편안했다. 명상과 쪼그려 앉은 자세는 극동 아시아 지역의 생활 습관과 무관한 개념이 아니다. 베트남 사람들에겐 옛날부터 이 자세를 취한 채 일하고, 움직이고, 기다리고, 먹는 것이 몸에 익었다. 그러나 몸도 몸이지만, 마음을 모아 집중해야만 제대로 된 명상에 들 수 있다는 것이 불변의 법칙이다.

생활 속의 건강 지킴이 반복명상

자투리 시간을 생산적으로

갑자기 생긴 여유시간, 그것도 예상이나 계획에 없던 일시적 정지상태는 때로 만만찮은 스트레스를 안겨준다. 그도 그럴 것이 열심히 계산까지 해가며 미리 짜 놓은 시간계획이 어긋나기 때문이다. 이런 일이 반복되면 불가항력적으로 주어진 외부 사항에 대해 몸 속에서 이렇게 저렇게 저항을 일으키고, 심할 때는 면역 체계가 붕괴되는 사태도 벌어진다. 불가항력적인 상황이 생겼을 때 너무 그것에 반발하는 것도 좋지 않다.

그대가 어찌할 수 없는 스트레스에 저항하지 말라
차라리 편하게 그대를 맡겨라
이 괴로움을 이기고 지금보다 나아질 수 있는 방법을 찾기 위해
정신을 집중하라

예상에 없던 여유 시간이 생기면 반복명상을 해보자. 단 몇 분만에 완전히 새로운 시간 개념이 살아나며, 활력과 에너지를 일구는 계기가

마련된다. 쓸모 없는 낭비라고 여겨졌던 자투리 시간이 오히려 창조적인 결과를 가져오는 기회가 되기도 한다. 특별히 애를 쓰거나 장비를 갖출 필요가 없다. 갑자기 찾아오는 이런 자투리 시간을 효율적이고 알차게 보낼 수 있는 비결이 바로 명상이다. 순서를 기다리거나 차를 기다리거나 일이 처리되기를 기다리는 작은 시간의 조각들. 무의미한 시간 같지만, 허전하고 텅빈 공간에서 저 너머 새로운 세계로 건너갈 다리, 그러니까 전체를 완성하기 위한 과정으로서의 다리를 받치는 튼튼한 교각 역할을 해 줄 것이다.

어느 날 아침 6시, 나는 지치고 졸린 상태로 기차를 타고 뒤셀도르프에 닿았다. 코르시카로 가는 비행기에 오르기 위해 수속을 하고 짐도 부치고 나자 아직 탑승 개시까지 30분은 족히 되는 시간이 남았다. 여느 때 같으면 나를 비롯한 대부분의 사람들은 별 대책 없이, 남은 이 시간을 때우기 위해 온 몸의 촉각을 잔뜩 치켜세우고 사방에 달린 스피커에서 흘러나오는 안내 방송에 일일이 귀를 기울이거나 여기저기 상점을 어슬렁대며 진열된 물건들에 관심을 돌릴 것이다. 혹은 주변에서 터지는 웃음소리나 슬픈 이별의 눈물을 훔쳐보는 것이 고작일 것이다. 그런 식으로 유야 무야 시간을 때우며 여행이 막바지에 이를 때쯤이면 그제야 자기 안에 잠재된 에너지가 얼마나 낭비되고 동이 났는지 깨달으며 허무해지곤 한다. 나는 이번에는 그런 실수를 범하지 않으리라 결심했다. 얼마 전부터 조금씩 반복명상을 생활 리듬에 접목시켜 두었던 것이 다행이었다. 주어진 환경과 상황이 달라도 반복명상은 언제 어디서나 어김없이 생산적인 이완효과를 보장했다. 게다가 일상에서 체험했던 이 안티 스트레스 프로그램이 초현대적인 여행 문화 속에서도 효력을 발휘할지 자못 궁금함이 일기도 했다.

    나는 혼잡한 공항 구내에서 그나마 가장 조용하다고 판단되는 자리를 골라 여행객들이 가장 적은 벤치에 자리를 잡았다. 몸에 힘을 빼고 웅크린 뒤, 두 눈을 감고 천천히 공기를 들이마시고 내뱉으며 생각문구를(시작하는 말에서 소개했듯) 마음속으로 반복하자 얼마 안 있어 평온한 느낌이 온 몸과 마음으로 퍼져 나가고, 횡격막의 작용으로 호흡은 점점 깊어져 갔다. 팽팽하게 늘어났던 근육도 느슨하게 풀리고 머릿속은 한없이 맑아졌다. 물론 이렇게 명상하던 내 주위에 아무 일도 일어나지 않았던 것은 아니다. 도중에 미화원 한 사람이 다가와 자루걸레로 바닥을 바쁘게 훔치며 지나가다가 내 다리를 툭 치기도 했다. 하지만 그런 외부적인 사건들도 나를 방해하지는 못했다. 나는 그런 충격들이 하나도 중요하지 않다는 마음가짐을 갖고 있었기 때문에 그것들에 별다른 반응을 보이지 않고도 방해 요인들을 떨쳐버릴 수 있었다. 반복명상을 통해 나를 보호해주는 누에고치 속으로 들어가 바깥세계로 향하는 모든 안테나의 기능을 접어버린 셈이었다. 이 짧은 시간을 잘 써서 새 힘을 얻은 나는 느긋하고 상쾌한 기분으로 비행기에 몸을 실을 수 있었다.

초간단 명상법

가끔 내가 너무 여유 없이 사는 게 아닌가 생각이 들 때가 있다. 빡빡한 일정과 촉박한 시간에 떠밀리기도 하고, 이 약속에서 저 약속으로, 이 회의에서 저 회의로 달리다 보면 맘 편히 숨 쉴 단 몇 분이 아쉬울 것이다. 어떻게 하면 이런 상황에서 몸의 흥분을 가라앉히고 교감신경의 기능을 약화시킬 수 있을까? 이런 병아리 눈물만큼의 휴식 시간에는 잠깐 등을 기대고 앉을 의자도 마땅히 없을지 모른다. 여러분은 안정을 되찾고 자기 속으로 들어갈 수 있는 계기를 아주 잠깐 사이에 마련해야 한다. 그럴 땐 틈새 시간을 이용해 즉시 몸과 마음을 이완할 수 있는 초간단 명상이 안성맞춤이다.

단시간 명상에서는 숨쉬기에 열심히 집중하는 것이 중요하다. 숨쉬기는 자꾸만 밖으로 빠져나가려는 에너지를 원심에서 구심으로 끌어모아주는 친절한 길잡이다. 만약 약속 시간에 대려고 바삐 걸어가고 있는 경우라면 왼발 오른발이 움직이는 리듬에 맞춰 숨을 들이쉬고 내쉬어 보자. 세 발자국 걷는 동안 들숨, 세 발자국 걷는 동안 날숨…….

앉을 짬과 장소가 있다면 초간단 명상의 효과는 더욱 거진다. 로덴부르크에서 열리는 회의 참석 차 15분 정도 고속도로를 달렸을 때 일이다. 바쁜 일정 속에 내 심장은 성미 급한 움직임을 나타내기 시작했다. 맥박과 혈압도 올라가고 머릿속에는 텅 빈 공허감이 떠돌았다. 회의 장소로 가기 위해 고속도로를 빠져 나오자 겨우 몇 분밖에 시간이 남지 않은 걸 알았다. 하지만 마음과 몸을 어떻게든 침착하게 모으는 것이 시간 약속보다 더 중요하다는 걸 느낀 나는 차를 갓길에 세우고 딱 5분만 초간단 명상에 들기로 마음먹었다. 운전석 등받이에 몸을 기대고 불변의 지침인 "몸과 마음을 고요히 하고 두 눈을 감아라"를 실천에 옮겼다.

물론 그 당시 상황에서는 이 지침을 따르는 게 수월하지 않았다. 내가 차를 댄 도로는 마침 점심시간에 맞물려 거리로 쏟아져 나온 차량 때문에 꽤 북적댔기 때문이다. 그렇더라도 여건이 허락하는 대로 자동차를 일종의 울타리로 여기며 두 눈을 감은 뒤 숨쉬기 리듬에 집중했고 동시에 수많은 경험으로 익숙해진 생각문구를 속으로 읊었다.

이 5분이 흐르는 사이에 마음속이 편안하게 가라앉으며 홀가분해진 것을 느꼈고 맥박수와 혈압도 한층 진정되었다. 고속도로를 타면서 혹사당한 머리가 말끔해지자 원하는 목적이 더욱 명확해지고 앞으로의 일에 대한 의지도 굳건히 할 수 있었다.

02
명상과 스트레스 동과 서가 어떻게 다를까?

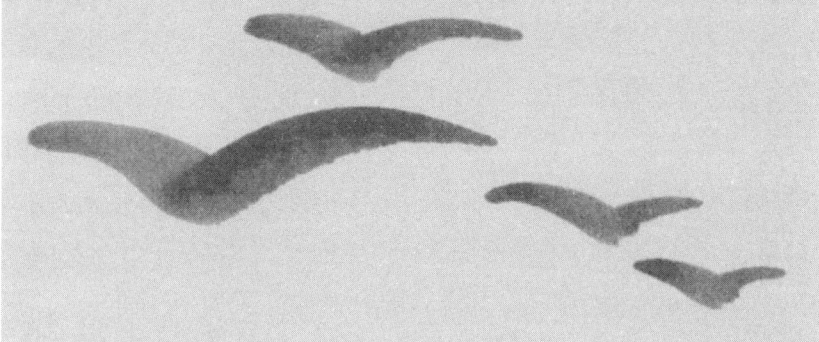

명상과 스트레스, 동과 서가 어떻게 다를까?

어느 스위스 히말라야 원정대는 그들을 도와준 셰르파들이 내내 무척 침착하고 평온한 모습이었던 것을 인상 깊게 떠올렸다. 특히 위기의 순간들이 닥치면 초긴장 상태에 이를 만 한데도 그들의 이런 미덕은 오히려 더욱 진가를 발휘했다고 한다. 그들 속에 자리한 힘의 원천이 무엇인지 묻자 대답은 간단했다. "그대들은 시계를 가졌지만 우리는 시간을 가졌소."

앞서 말했듯 동양 사람들은 미소짓는 법만 다른 게 아니라 스트레스를 극복할 때도 좀 더 훌륭하고 직접적인 방법을 쓸 줄 안다. 그에 비해 서양문화권의 산업사회에 사는 사람들은 점점 더 많은 시간을 잃어버리고 산다. 소란스러운 현대에 외부로부터의 자극에 잔뜩 촉각을 곤두세우고 살다보면 작은 일에도 기뻐할 줄 아는 여유와 느긋함도 어느새 잃어버리고 만다.

괴테는 이렇게 정신 없이 돌아가는 바쁜 세상을 『파우스트』 제 2부에서 다음과 같이 그의 빛나는 언어로 표현했다.

나는 그저 세상을 줄달음질치기만 했구나.
온갖 탐욕이 다가올 때마다 그것의 머리카락을 움켜쥐었고,
흡족하지 않은 것은 떠나보내고
손아귀를 빠져나가는 것은 막지 않았다.
그저 열렬히 탐하고 성취하고
또다시 바라며, 그토록 기운차게
일생을 질풍처럼 치달았을 뿐이니.

   시간을 누비며 달려가는 동안 침착함이나 평온함, 느긋한 마음은 자꾸만 잦아든다. 오늘날의 동양 문화권 역시 현대적 생활 습관의 지배를 받아 나름대로의 희생을 치르고 있다. 그래도 동양인들이 마음을 다스리려 애쓰는 성향은 워낙 뿌리깊은 것이어서 좀처럼 쉽게 사라지지 않는다. 이런 동과 서의 차이는 누구나 겪는 틈새 시간을 보내는 방법에서 잘 드러난다. 일본의 시끌벅적한 기차역에 한 유럽인이 서 있다면 아마 모르긴 해도 자진해서 스트레스를 만들어 낼 것이 분명하다. 이리저리 불안하게 기웃거리고 이 사람 저 사람에게 시선을 던지고 들려오는 모든 소음에 민감하게 신경을 쓸 것이다. 하지만 그 옆에 앉은 동양 사람은 사뭇 다르다. 주위 환경을 향한 촉각은 모두 접고, 자세는 힘을 빼고 최대한 낮게, 눈길은 저 먼 곳을 꿰뚫어보는 듯하다. 마음을 다스리는 명상의 자세로 몸과 마음과 영혼은 모두 새 힘을 얻는다.

서양인은 늘 무언가를 주고받는다. 그러나 동양인은 멈춤을 생산적으로 이용하고 명상을 놓지 않는다.

무조건 빨리 빨리만 강조하는 시대, 소음이 넘쳐나고 수많은 자극만이 꼬리를 물고 범람하는 이 시대에 이른바 Burn-out 증후군(연료가 다 타서 없어질 정도로 질주함. 소모하고 써버리는 행태, 혹은 성향을 빗댄 말)의 부작용이 하나 둘 고개를 쳐드는 것은 너무나 당연한 결과이다. 앞만 보고 달려가는 경쟁 속에서 안정과 느긋함과 고즈넉한 생활은 낯선 단어가 되었고, 아예 그런 상태를 견디는 것조차 힘들어하는 사람들도 있다.

"쉬지 말고 생활 수준을 높여라. 당당하고 자유로운 삶을 마음껏 누려라." 이제 막 시작된 21세기의 새 표어이다. 누구나 외부에서 일어나는 일에 온 신경을 곤두세운다. 물밀 듯이 밀려드는 온갖 자극은 비록 어떤 선까지는 나름대로 유익할지라도 그것을 넘어서면 즉시 스트레스로 돌변하고 만다. "모든 약은 독인 동시에 치료제이다. 다만 모든 것은 정도의 문제"라는 의학의 오랜 법칙은 스트레스의 경우에도 예외가 아니다.

구약성서의 〈전도서〉 3장 제 1절부터 8절을 보면 이 법칙이 상세하게 서술된다.

> 천하에 범사가 기한이 있고 모든 목적이 이룰 때가 있나니
> 날 때가 있고 죽을 때가 있으며,

심을 때가 있고 심은 것을 뽑을 때가 있으며,
죽일 때가 있고 치료할 때가 있으며,
헐 때가 있고 세울 때가 있으며,
울 때가 있고 웃을 때가 있으며,
슬퍼할 때가 있고 춤출 때가 있으며,
돌을 던져 버릴 때가 있고 돌을 거둘 때가 있으며,
안을 때가 있고 안는 일을 멀리 할 때가 있으며,
찾을 때가 있고 잃을 때가 있으며,
지킬 때가 있고 버릴 때가 있으며,
찢을 때가 있고 꿰맬 때가 있으며,
잠잠할 때가 있고 말할 때가 있으며,
사랑할 때가 있고 미워할 때가 있으며,
전쟁할 때가 있고 평화로울 때가 있느니라.

이 글의 뜻에 깊이 공감하며 몇 줄을 덧붙이고 싶다.

긴장할 때가 있고 긴장을 풀 때가 있다.
빛이 있으면 그림자가 있고
스트레스가 필요할 때가 있다면 명상이 필요할 때도 있다.

스트레스가 주는 파괴적이고 부정적인 측면만 보는 것은 잘못이다.

스트레스는 인간이 결코 포기하지 않았고 포기할 수 없는 필수적인 자극이다. 다음과 같은 기능이 일어나는 데에도 스트레스는 반드시 필요하다.

- 목숨을 지키기 위해 싸우거나 도망치는 반사 기능. 맹수나 그 밖의 적을 물리치기 위한 자기 과시
- 세상에 존재하는 산들의 정상을 정복하고자 하는 모험심
- 7대양 7대주를 속속들이 파내고 발견하고 싶은 욕구
- 10.0초 안에 100m를 달리겠다는 능률 향상의 바램
- 모차르트와 베토벤의 교향곡이 선사하는 감미로운 귀의 향연

스트레스는 근본적으로 역동과 정지, 긴장과 이완, 삶과 죽음 사이를 넘나들 때의 창조와 생산을 위한 산파 역할을 한다. 인생의 끝에 죽음이 전제되어 있지 않다면 과연 삶의 유일성과 희소가치가 주는 의미가 남아 있을까?

지휘자는 교향악단이 연주하는 여러 가지 소리를 조화롭게 하는 일에만 주의를 기울이는 것이 아니라 음악이 연주되지 않는 시간, 반드시 필요한 쉼표와 정적도 중요하게 여긴다.

극동 아시아에서는 헤아릴 수 없이 많은 명상법을 개발하고 실천하는 반면 왜 서구에서는 스트레스의 압박에 시달리는 사람들이 더 많아지는 걸까?

계몽주의 시대에 들어서자 산업 국가들에서는 종교 대신 철학과 자연과학이 절정을 이루었다. 이런 사고 유형이 지속되다 보니 지성이 발달한 인간들은 세계 자체가 인식 가능한 것이라고 믿게 되었다. 독일 유력 일간지 《차이트》는 2000년 7월 13일자 보도에서 독일 란다우 시에서 열린 노벨상 수상자들의 토론회 내용을 이 한마디로 요약했다. "고르디우스의 매듭은 아직도 풀리지 않았다."

프리기아 국왕 고르디우스는 알렉산더 대왕에게 뒤엉킨 매듭을 풀라고 요구했다. 그러자 알렉산더 대왕은 이 매듭을 칼로 끊어버렸다. 어렵고 복잡한 문제나, 난국, 밝혀지지 않는 사실 등을 빗댄 상징으로 쓰이는 고르디우스의 매듭이 아직 풀리지 않았다는 것은, 인간의 지식이 늘어날수록 풀리지 않는 수수께끼는 오히려 더욱 많아진다는 사실을 지적한 말이다.

인간의 의식세계는 대부분 자연과학적 사고방식에 따른 추론으로 결정된다. 그것도 가정이나 학교, 사회에서 습득한 사실들에 한정될 뿐이다. 그럴 때 개인적인 의지, 즉 삶의 질이나 선과 악을 구별하는 능력 등은 이성의 결정적인 영향을 받는다. 지금까지의 서구 문화를 지배해왔고, 앞으로도 꽤 많은 부분에 영향을 미친다 해도 과언이 아닐 기독교 신앙을 보더라도, 따지고 보면 분석적인 사고와 이성으로 지탱되는 것이지, 감성이나 마음의 개념과는 비교적 동떨어져 있다. 서구인의 신앙은 입과 두개골 사이의 공간에서 생겨난다고 말해도 될 정도이다.

서양인들은 혀와 이성에 중점을 둔 대화, 계몽주의에 입각한 대화를 한다.

　머나먼 동방으로부터 궁극의 진리를 찾아 순례를 거듭한 현자들, 그리고 그 손에 몸과 영혼과 정신을 깨우는 도구로서 황금, 유향, 몰약이 들려 있었다는 이야기는 서구적인 신앙에 너무 낯선 말일지도 모른다. 서유럽이 예배에서 말을 중시하는 것에 비해 러시아나 그리스 등 동방의 교회에서는 반복적인 행동으로 된 감상적인 의식과 반복적 음악에 맞춘 기도에 더 중심을 둔다. 개인적으로도 나는 오데사(우크라이나의 도시)의 한 교회에서 있었던 성령 강림절 예배에서 러시아 정교회의 반복적인 성가가 주는 감정적인 효과를 직접 경험한 적도 있다. 다른 신자들 또한 금방 반응을 보이며 한결 열린 자세로 예배에 참여했다.

　다시 한번 말하지만, 동양에서는 웃는 법이나 표정만 특별한 것이 아니라 세계에 대한 근본적인 물음을 던질 때도 서구와 완전히 다른 시각을 유지한다. 불교에서는 명상을 수행의 한 형태로만 보는 것이 아니라 물질 세계를 극복하는 중요한 수단으로 여긴다. 그래서 불교는 종교가 아니라 세계관으로 이해해야 하며 부처도 신이 아니라 깨달은 자, 혹은 중생 앞에 스승의 모습으로 나타나 스스로 깨달음에 이를 수 있도록 돕는 에너지의 한 형태라는 점을 잊어서는 안 된다. 깨달음으로 가는 이 길 위에 있는 것 중 하나가 바로 명상이며 이것을 통해 몸과 마음의 의식은 철저히 다른 차원으로 옮겨간다. 이에 반해 기독교적 전통이 지배적인 서구 사회는 하나님의 섭리를 온전히 이해하고 파악할 수 있는 신앙만으로도 세계를 이해하는 데 모자람이 없다는 관점을 보인다. 마르틴 루터가 "오직 믿음만이 그대를 복되게 하리라"고 말한 것처럼 말이다.

　여기서 서양은 동양의 명상적인 기본 사상을 배우고 동양은 서양이 이룩한 계몽적 사고방식을 배울 수 있는 중요한 계기를 만난다. 특히 명상과 관조의 깊은 세계를 경험하는 것은 스트레스에 눌린 서구인들이 한시라도 먼저 시작할 일이다. 도시 속의 현대인들은 철두철미 초심으로 돌아가 차근차근 명상과 관조를 익혀야 한다.

　불가의 스님들은 명상으로 치면 세계에서 제일 뛰어난 챔피언들이다. 스님들은 몸과 마음의 평안을 유지하기 위해 갈고 닦은 뛰어난 기량을 펼친다. 그들이 히말라야의 얼음 바위 위에 서서 참선에 들면 그들의 발아래 얼음이 차츰 녹기 시작한다. 명상 수련의 효력을 눈에 보이는 힘으로 겨루는 경쟁도 간혹 있긴 하다. 어떤 스님들은 젖은 천을 몸에 두르고 열을 발산하는 명상을 해서 누가 더 빨리 천을 마르게 하나 시합하기도 한다.

　베트남 전에서 외과의로 일할 때 다낭시에서 젊은 승려들이 예불을 드리는 자리에 초대를 받고 간 일이 있다. 그곳에서 받은 인상은 지금까지 내 머릿속에서 지워지지 않으며, 이 책을 쓴 것도 그 때의 경험에서 영감을 받았기 때문이다. 그 자리는 일종의 명상능력시험이 벌어지는 자리였다. 스님들은 3도 화상 정도에 해당할 엄청난 고통을 참아내야만 승려의 자질을 인정받을 수 있었다. 스님들은 참선에 든 상태로 머리카락 한 올 없는 머리 위에 불붙은 향 네 가닥을 태우며 견뎌야 했다. 향불이 두피를 태우고 두개골에 이르기까지 깊이 타 들어가면 그 고통이 이루 말할 수 없을 만큼 클 것이다. 그러나 주위에 선 다른 승려들과 신자들이 외우는 반복적인 노랫말로 스님들의 상태는 단순한 명상에서 혼수 상태로 유도되는 듯 했다. 그 소리는 의식 상태를 바꿔주는 힘이 있었고, 나 역시 베트남 TV 방송국에서 요청한 영상물을 만드느라 촬영에 주의를 기울이고 있었음에도 그 작용으로부터 벗어날 수 없었다.

  스님들이 고통을 참기 위해 다다라야 할 의식 상태를 불러일으키게 한 그 노랫말, 실제로 마취와 똑같은 상태를 만들어준 그 때의 반복적 노랫말이 아직도 내 귓가에 생생하다. 이 노래는 한 마디가 여덟 음으로 되어 있고 그중 여섯 음은 똑같은 높이로 되다가 마지막 두 음이 낮은 소리인 특이한 형태를 띠었다. 이 낮은 음 두 개는 명상 효과를 극대화하기 위한 음악이 '음악'으로 성립되기 위한 필수적인 요소, 즉 변화를 주기 위해 넣은 것이다. 그런 음악이 30분에서 60분간 들리면 명상의 깊이가 점점 더해져 실제로 어떤 마취 상태에 도달하게 되며 그 때 뇌에는 전형적인 4헤르츠 이하의 델타 뇌파가 흐른다.

  개신교가 절대적으로 우세했던 독일 라이프치히에서는 신도 중 한 사람이었던 저명한 음악가 요한 세바스찬 바하가 그와 비슷한 방법으로 음악을 연주했다. 그는 자기가 즐겨 쓰던 다성부(폴리포니) 작곡을 통해 명상의 차원을 넘어서는 음악을 만들었다. 그로서 명상의 방향은 수직이 아닌 수평으로 퍼지는 효과가 생겼다. 한편 바하의 음악은 속세로부터의 철저한 격리를 만들어냈다. 외부를 향한 모든 감각과 지각은 꺼지고 오직 또렷한 의지와 생각에만 정신이 집중된다. 신비로운 체험에 든 의식은 고요히 잦아드는 잔물결처럼 조용히 가라앉는다. 격앙된 생각은 거센 바람에 날뛰는 파도와도 같아서 그 물결에는 달도 별도 예쁜 자태를 비추기 어렵다. 그러나 제어할 길 없는 흥분도 음악이 주는 명상의 기운으로 차츰 가라앉기 마련이다.

당연히 수평 구조로 된 명상 형식 외에 수직적 차원의 명상도 있다. 이런 관조적 행위 속에는 궁극의 진리를 체험하려는 인간의 모습이 그대로 드러난다. 바하는 여러 작품을 통해 다성부 형식과 전형적인 반복 이미지를 사용해 명상이 주는 안식을 제공했다. 특정한 모티브(동기) 시퀀스나 멜로디 시퀀스가 연달아 되풀이되는데 그 횟수가 최대 서른 여섯 번에 이른다. 바하의 칸타타〈환희에 찬 안식이여, 사랑 받는 영혼의 기쁨이여(Vergnügte Ruh', beliebte Seelenlust)〉역시 듣는 이의 마음을 편하고 침착하게 가라앉히고, 긴장을 풀어주며 명상에 적당한 분위기를 조성한다. 무사태평한 몸과 마음은 명상 수련을 할 때처럼 완전히 이완되며, 머리에는 새로운 차원의 창의력이 샘솟는다. 이 때 인간의 정신력은 최고의 상태에 이른다.

토마스 아퀴나스는 이렇게 말했다. "인간의 가장 큰 행복은 진리를 관조하는 일이다." 바하의 음악〈환희에 찬 안식이여, 사랑 받는 영혼의 기쁨이여〉에서도 안식은 곧 명상이며, 영혼의 기쁨은 관조로 얻어지는 것이리라. 아무것도 없는 무(無)의 상태를 경험한 인간에게 남은 것은 위대한 정신의 힘과 진리에 대한 관조뿐이다. 한스 체엔더는《디 벨트》지(2000.7.28)를 통해 이렇게 썼다. "이것은 상상 이상의 작품이다. 바하는 아름다운 현상뿐만 아니라 인생 전체를 추구한다. 이 전체란 고난과 어두움, 부조리까지도 모두 포함한다. 이 음악을 듣는 이는 단순히 그것을 감상만 해서는 안 된다. 정신을 움직여 그의 작업에 동참해야 한다."

생활 속의 건강 지킴이 반복명상

무대 공포증과 시험 공포증

　시험이라든가 그 밖의 중요한 일을 앞둔 순간, 메슥거리는 불쾌감과 관자놀이에서 요동치는 맥박, 싸늘하게 식은 땀에 축축히 젖은 떨리는 손을 진정시킬 수 없던 상황을 겪어보지 못한 사람은 거의 없을 것이다. 발걸음은 이유 없이 오락가락하고 아무리 배가 고파도 목에 걸린 음식이 좀체 넘어가지 않는다. 생각도 정리되지 않고 머릿속은 텅 빈 황무지처럼 바람만이 휑하다. 게다가 열심히 준비한 시험내용이나 답변도 감쪽같이 잊혀진 듯 하다.

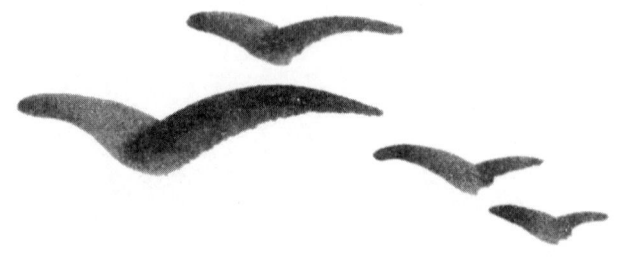

　시험이나 면접을 앞두면 이렇듯 마음이 진정되지 않고 불안하기만

할 것이다. 그럴 때 자기 차례가 오기 전 조용한 장소를 찾아 "상상 속의 자궁" 속으로 들어가 보자. 바닥에 정좌하거나 무릎을 꿇고 앉은 뒤 눈을 감고 숨결을 고르며 생각문구를 반복한다.

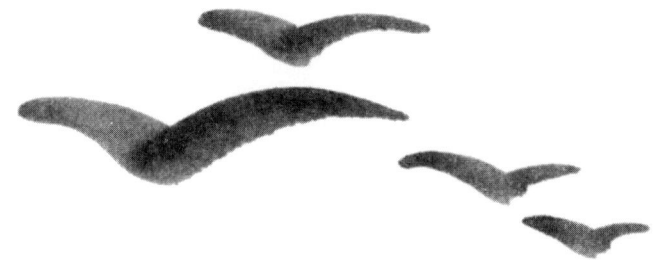

중요한 시험을 보기 몇 주전부터 미리 반복명상을 계속하는 것도 좋은 방법이다. 당일에는 침착하고 편안한 상태로 시험에 임할 수도 있고, 결정적인 순간에는 내면에 잠재한 창조력을 끌어올 수도 있다.

그리고 시험이 다가올 즈음에는 걱정거리가 될만한 요소는 미리 피하는 것이 상책이다. 그렇지 않아도 한껏 고조된 스트레스 수위가 더욱 올라가고 전반적인 불안감도 훨씬 증가할 위험이 있기 때문이다.

03
명상의 원천

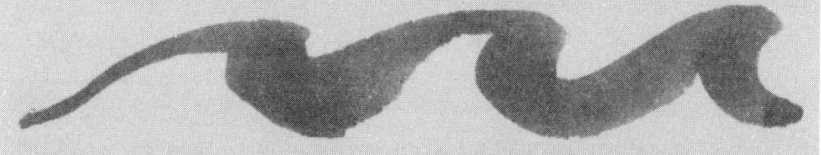

명상의 원천

소리는 예로부터 살아있음을 상징하는 인간의 가장 독특한 수단이었다. 특히 단순한 발 구르기부터 손뼉, 북, 종, 방울이 곁들여진 율동적인 음악에 이르기까지 반복구조를 가진 소리와 리듬은 어느 문화, 어느 민족에서나 발견된다. 따라서 반복되는 음과 리듬은 인간만이 가진 표현 방식으로 인정되어왔다. 성경의 창세기 역시 청각적 심상으로 시작된다. "태초에 하나님이 천지를 창조하시니라! 땅이 혼돈하고 공허하며 흑암(黑暗)이 깊음 위에 있고 하나님의 신(神)은 수면에 운행하시니라. 하나님이 가라사대 빛이 있으라! 하시매 빛이 있었고……."

사람은 처음부터 말과 소리의 진동과 함께 태어나고, 소리는 의식적이든 무의식적이든 평생동안 육체적인 반응과 조화를 이루어 나타나기 마련이다. 기원전 1500년 경 유대교에서는 두 번째 성전을 지은 후부터 전형적인 기도 동작을 만들어냈다. 유대민족은 기도에 더 집중하기 위해 상체를 앞뒤로 왔다갔다 흔들었고 이런 명상적 체험을 통해 신을 향한 염원을 한층 강화할 수 있다고 믿었다. 이 기도법은 아직도 이스라

엘에서 그대로 행해진다. 예루살렘에 있는 비탄의 벽에 가보면 몸을 흔들며 기도하는 신자들을 쉽게 목격할 수 있다. 그 모습을 보면 갓난아기를 요람에 눕히고 흔들어 편안하게 해주는 원리가 연상된다.

북아메리카 인디언은 대대로, 소리가 창조된 역사를 배우면 원초적 힘이 어디에서 왔는지도 알아낼 수 있다고 믿었다. 특히 북은 모양 자체가 우주의 형태를 온전히 닮은 데다, 북에서 나는 소리는 위대한 영혼의 목소리라고 생각했기 때문에 온갖 사물의 비밀을 알기 위해서는 북에게 경의를 표해야 한다고 생각했다.

마이스터 에크하르트를 비롯한 중세 기독교의 신비주의자들은 신의 섭리를 체험할 때도 감성의 힘을 빌고자 했고, 일상적인 생활 속에서 금욕과 명상을 구도의 으뜸가는 방편으로 삼았다. 14세기가 되자 일반 평민들 사이에서도 종교적인 체험을 하고 싶어하는 욕구가 두드러졌다. 감정적이고 신비로운 경험을 통해 구원을 얻으려는 사람도 많았다. 신비주의는 초감성적인 것이나 초경험적인 것이 아니라, 신성 안에 머무는 것, 즉 스스로의 마음으로 신을 인식하고 파악하는 것을 뜻했다. 이런 형태의 경건함은 러시아 정교회와 그리스 정교회에서 오늘날까지도 그 명맥을 유지한다. 계몽주의 풍토를 바탕으로 이성을 이용해서 신의 섭리를 파악하려던 서유럽과는 사뭇 대조적으로 아직까지도 동유럽은 감성적인 요소를 훨씬 선호한다.

그리스에서는 14세기 이래 아토스 산 주변에 은신한 수도사들을 중심으로 '마음—예수 기도'라는 전형적인 반복적 방법론이 성행하기 시작했다. 수사들의 모든 하루 일과는 반복되는 기도 시간에 맞춰 정해졌는데, 이때 기도 암송문과 호흡을 일치시키려고 노력한 것이 이 기도였다.(오늘날의 관상기도와 염경기도를 혼합한 정도로 이해하면 좋을 듯하다—옮긴이) 매시 정각마다 수사들은 묵상의 자세를 유지하며 정신이 깨어 있기를 고집했다. 그것이 세속적인 일들과 최소한의 거리를 두고, 간접적이나마 수직적이고 관조적인 차원을 추구하며, 신의 빛(마태복음 17장의 타보르 산의 빛)을 보는 맑고 또렷한 시야를 가질 수 있는 방편이었다. 신의 뜻에서 쏟아져 나오는 빛이 자칫 흐린 구름에 가려질 수도 있듯, 기도 수행을 하지 않고서는 아무리 속세와 떨어져 사는 수도승일지라도 신을 향한 묵상과 관조가 성공하기 어렵다고 보았다.

소리와 음악, 진동을 중요하게 여긴 것은 고대 그리스인들도 마찬가지였다. 피타고라스도 화음이 계속 울리면 그것을 듣는 사람의 행동이 달라지기도 한다는 것과, 살아있는 생물들에게 전달되는 진동들이 우주에 존재한다고 믿었다.

동양문화에서는 삼라만상이 그 삼라만상을 포용하는 영적인 진동으로부터 대이났다고 믿는다. 또, 동양문화는 모든 존재와 형태가 서로 기대어 있고 영향을 끼치며, 의존적인 관계에 있다고 본다. 그래서 신비주의나 반복적 기도, 소리와 진동 같은 여러 가지 현상은 동양에서는 낯선 개념들이 아니다. 공자는 나라 전체에 미치는 소리의 울림이 강력한 힘을 가진다고 확신했다. 소리의 힘으로 인간과 자연이 조화를 이루고, 깨끗한 마음을 원천으로 한 선한 생각과 올바른 이상을 일구어 낼 토대가 형성된다는 말이었다.

오늘날까지도 반복명상 기법은 꾸준히 계속된다. 예를 들어 남부 독일에서 스위스를 거쳐 스페인의 산티아고 델라 콤포스텔라에 이르는 사도 야고보의 길을 걷는 순례자들도 기도와 숨쉬기를 걸음걸이에 맞추며 항상 묵상에서 벗어나지 않으려 애쓴다. 순례자들의 '다리로 하는 기도'는 말하자면 한사람이 자기의 몸과 정신을 총동원해 온통 신의 말씀에만 집중하기 위한 노력이다. 기도하는 사람은 어지러운 세상을 등지고 수직적인 관조, 저 하늘을 향한 관조를 통해서만 경험할 수 있는 궁극의 진리를 찾으려 온 주의를 모은다.

'다리로 하는 기도'는 명상과 관조가 하나된 형태이다.

그러나 뭐니뭐니해도 반복적인 요소를 가장 많이 가진 움직임은 춤이다. 그중 플라멩코는 반복적인 구조가 집약적으로 나타날 때 최고 절정에 이르는 춤이다. 기타와 다리 동작이 스타카토 리듬에 맞춰 나란히 흐르고, 캐스터네츠를 매단 손은 제때 맞춰 액센트를 넣는다. 몸 전체가 한꺼번에 반응하는 것이다. 세계적으로 명성을 날린 "리버 댄스 그룹"의 춤도 그랬다. 아일랜드 민속음악이 몸으로 표현되면서, 수백 명 무용수의 다리가 한결같은 반복적 리듬을 타고 움직인다. 무대를 바라보는 관중은 되풀이되는 시각구조의 영향으로 황홀경에 젖어든다.

라벨은 1928년 파리에서 "루빈스타인 댄스컴퍼니"와 함께 〈볼레로〉를 초연했을 때 비슷한 반응을 경험했다. 처음에는 별다른 반응이 나타나지 않았지만 공연이 진행되면서 리듬은 점점 강해졌고, 드디어 집시 여인 하나가 강한 에너지로 무대 전면에 등장했을 때쯤엔 벌써 관객들 중 일부는 흥분하기 시작했다.

듣는 이의 감성을 폭발시키는 이 낯선 예술에 대해 관객의 반응은 양극단으로 갈라졌다. 공연이 있던 날, 무대를 향해 심지어 "너희들은 미쳤다, 미쳤어!"라고 외치는 사람이 있는가 하면, 황홀경과 유사한 상태에 빠져 열광적으로 찬사를 보내는 사람들도 있었다. 라벨은 파리 관객들의 극찬과 혹평 사이를 줄타기하며 갖가지 극단적인 평가를 감내해야 했다.

생활 속의 건강 지킴이 반복명상

불면증

불면증은 소음이나 한없이 바쁜 일정 말고도 현대를 사는 우리가 마주쳐야 할 또 하나의 장해물이다. 정상적인 낮과 밤의 리듬을 어기는 생활이 계속되면 일의 능률이 떨어지고 건강을 해치는 것은 당연하다. 게다가 오랫동안 잠을 못 자면 몸에 병이 나는 것은 물론 빨리 늙기도 한다. 잠이 어느 정도 부족하면 몸의 기능이 정상을 벗어나게 되고, 24시간 동안 잠을 못 잤을 경우 혈중 알코올 농도 0.1%에 해당하는 상태가 된다. 낮 동안에는 우리 몸의 촉진 신경, 즉 교감신경이 일을 하며 밤에는 억제 신경, 즉 부교감신경이 몸 전반을 지배한다. 그래서 밤에 휴식을 취할 때는 자연스레 신진대사가 활동을 멈춘다. 이런 점에서 밤에 사람이 잠드는 것과 동물이 겨울에 잠을 자는 것은 상당히 비슷하다. 밤에는 사람이 쓰는 산소 소모량이 10내지 17퍼센트 감소하는데, 그렇게 되려면 최소 4시간에서 5시간 정도는 수면을 취해야 한다. 잠은 없어서는 안되고 부족해서도 안될 필수 휴식이다.

반복명상은 수면 장애에 시달리는 사람들에게 큰 도움을 준다. 반복을 거듭하는 사이 명상의 효과가 두뇌에서 일어나는 흥분 곡선을 원만히 해주기 때문이다.

사위가 조용한 밤, 두 눈을 감고 편안히 몸을 눕히자. 정신을 집중하고 생각문구에 맞춰 숨을 들이쉬고 내쉰다. 왕성하던 교감신경의 작용이 차츰 줄어든다. 편안한 복식호흡은 명상이 시작되는 시점이다. 시간이 흐르면 몸 전체의 근육과 관절이 풀리고 나른해지면서 누운 자리나 베개 속으로 점점 포근히 가라앉는 듯한 착각이 든다.

머리와 몸이 안락해지면 주변이 깜깜해도 무섭지 않고, 불면증에 시달릴 때처럼 지치고 짜증나는 경험도 없다. 반복명상을 하면서 시간이 주는 압박감에서 벗어나 편안히 침대 위의 휴식을 즐길 수 있다. 조금씩 실천하다보면 잠이 안 오기는커녕, 다음날 아침 자명종 소리 때문에 어쩔 수 없이 달콤한 잠에서 깨어나는 것이 싫을 것이다.

산 오르기를 좋아하는 나는, 휴가 때마다 스위스의 휴양지 그라우뷘덴 주에서 시간을 보낸다. 거기선 보통 아침 8시 정도에 일어나는 습관이 생겼다. 날씨가 좋으면 이 시간에 벌써 산으로 향하지만 비가 오거나 안개가 끼면 집안에서 시간을 보내야 한다. 하루에도 몇 번씩 생기는 크고 작은 기다림의 시간은 일상이라는 밧줄에 달린 매듭과도 같다. 이런 멈춤의 시간이 생길 때마다 명상을 하다보니, 이젠 즐거운 습관으로 굳어졌다. 호흡에 생각문구를 맞춰 반복하면 얼마 지나지 않아 어깨에 잔뜩 들었던 긴장도 풀리고 몸 안팎이 한결 편안해진다. 그러고 나면 갑자기 창의력이 샘솟는 경우가 종종 있다. 그래서 잠들 때 머리맡에 연필과 수첩을 놓아두고 좋은 생각이 떠오를 때마다 글로 남기곤 한다. 게다가 시간에 대한 느낌이 선명해지는 한편 시간의 흐름에서 자유로워져서 때로는 아침 10시까지 푹 자겠다고 마음먹으면 한번도 깨지 않고 휴식을 취할 수도 있다. 어지러운 생각들 때문에 불면중에 시달리던 때에 비하면 얼마나 기분 좋은 변화인지 모른다.

코르시카에서 열리는 예방 의학 세미나에 참관하러 갔을 때 하필 그곳의 아름다운 칼비 만에서는 겨울축제가 성대히 열리는 중이었다. 게다가 바닷바람이 이리 바뀌고 저리 바뀌는 고장이라 그런지, 화려한 풍선이 오색으로 거리를 물들이고 축제의 형식도 다양하게 달라지곤 했다. 수많은 악단이 봉고 같은 각종 타악기를 두드리며 축제의 흥을 돋우었다. 내가 묵은 호텔의 바로 옆 호텔은 옥상을 아예 악단에게 내주고 한밤중까지 음악을 연주하게 했다. 밤 3시까지 북소리가 내 귓가를 둥둥 울려대던 그 때, 예전 같았으면 그 호텔에서 피신해 다른 곳으로 잠자리를 옮기는 것밖에는 해결책이 없었을 테지만, 나는 그렇게 하지 않아도 될 만큼 달라져 있었다. 반복명상 수련으로 쌓은 경험이 진가를 발휘할 때가 왔던 것이다. 리듬을 타고 흐르는 북소리에 나는 들숨과 날숨을 천천히 맞추어 쉬기 시작했다. 얼마 지나지 않아 마음은 평안해지고, 짜증스럽고 소란한 북소리는 더 이상 나를 방해하지 못했다.

그대가 막을 수 없는 스트레스에 저항하지 마세요.
편하게 그것을 받아들이고, 반복명상을 시작하세요.
정신을 한 곳에 집중하면
외부로부터 다가오는 스트레스의 원인과
여유 있는 거리를 둘 수 있어요..

앞서 말했듯, 낮과 밤의 리듬이 자꾸 뒤바뀌면 능률도 건강도 심각하게 나빠진다. 실제로 야간 근무를 많이 한 사람에겐 신체 기능 장애, 특히 면역체계장애가 지속적이고 뚜렷하게 나타난다는 사실이 의학적으로 증명되었다. 충분한 휴식과 건강을 위해 잠을 잘 자는 몇 가지 방법을 소개한다.

- 낮과 밤이 바뀔 때의 자연스런 바이오리듬을 따른다. 그래야만 교감신경과 부교감신경 역시 자연스럽게 임무를 교대한다.
- 정오쯤에는 일부러라도 일손을 멈추고 휴식을 취하며, 되도록 15분 정도 낮잠을 즐기면 더욱 좋다.
- 하루에 30분씩 심호흡을 하며 오른 다리와 왼 다리를 움직인다. 이 때 산소를 최대한 들이미실 수 있다.
- 저녁식사를 충분히 즐긴다. 다만 저녁 7시전, 탄수화물은 풍부하게, 단백질의 함량은 적당하게, 지방은 적게 먹는다. 하루에 2내

지 3리터씩 칼로리가 없는 음료수를 충분히 마신다.
- 가끔씩 맥주나 포도주를 마셔도 몸에 좋다. 다만 한번에 2잔을 넘지 않는다.
- 저녁에는 편안한 음악을 듣거나 좋은 책을 읽어도 좋고, 가벼운 산책을 즐기며 긴장을 푼다. 스트레스를 만들지 않도록 노력한다.
- 잠 자리를 마련할 때는 머리와 발 부분이 수평이 되도록 매트리스나 요를 평평하게 깐다. 말린 곡식 낟알로 속을 채운 베개를 쓰면 똑바로 누웠을 때나 옆으로 누운 자세에 맞게 형태를 달리 할 수 있다. 엎드려 자는 사람이라면 베개로 몸을 받치지 않는 게 좋다.
- 잠 자리는 창가에서 되도록 먼 곳에 마련하고 벽 위쪽에 통풍이 가능한 작은 창을 내면 좋다. 옛 속담에 누울 자리를 보고 다리를 뻗는다고 했다. 아무렇게나 아무 곳에서 자는 잠은 하등 쓸모가 없는 짓이다.
- 현대인은 8시간 동안 잠을 자야 충분한 휴식을 취할 수 있다.

04
자연에서 배우는 반복명상

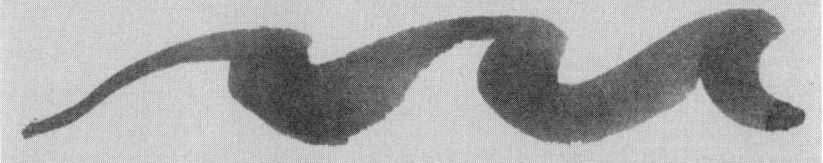

자연에서 배우는 반복명상

 예나 지금이나, 인간은 지친 하루 일과를 끝내고 새 힘을 얻기 위해 자연의 풍부한 이미지를 이용하곤 한다. 건강한 자연이 직접 연출하는 생생한 풍경을 마주하면 온갖 감각적 심상들을 모아놓은 박물관에 들어선 듯한 착각이 든다. 자연을 마주하는 순간, 방금 전까지 머릿속을 지배하던 스트레스와 한껏 솟아오른 흥분의 파도가 한꺼번에 잦아든다.
 어린 날, 무섭게 우르릉대던 천둥이 무서워 헛간이나 다락으로 몸을 피했던 것을 기억할 것이다. 번개가 멀리 사라지고 차츰 빗줄기가 약해지면 처마에 매달린 빗방울이 구슬처럼 똑똑 떨어져 내렸고, 그것을 보며 몸과 마음을 옥죄던 긴장도 스르르 녹아버리곤 했다. 추운 겨울 하늘에서 나폴 나폴 춤추며 내려오는 눈송이를 떠올려 보자. 새하얀 육각 결정이 떨어지고 또 떨어지며 세상을 온통 고요한 평화와 안식으로 뒤덮는다. 한여름에는 곡식이 자라는 들판에 서 보자. 줄맞춰 서 있는 풀포기들이 바람이 불 때마다 출렁이는 파도처럼 넘실댄다. 부드럽게 이리 흔들 저리 흔들, 굽이굽이 춤추는 곡식의 물결을 바라보는 우리 마음은 나른한 명상에 빠진다. 고개를 들어 하늘을 보면, 유유히 흘러가는 구름이 끝나지 않을 듯 이어지는 리듬을 선사한다. 어지러웠던 마음도 진정되고 흥분된 몸도 가라앉는다. 하지만 아무리 아름다운 풍경도 보는 이가 그 영상을 천천히 한가롭게 음미할 자세를 갖춰야 안정도 되고 이완도 된다.

반대로 강풍이 불어닥쳐 구름을 이리저리 휩쓸고, 해안에 밀려온 집채만한 파도가 요란스레 부서지는 것을 보면 집중력이 생기고 대응력이 향상된다. 또 모든 감각은 외부를 향한다. 위험이 닥치면 '투쟁—도

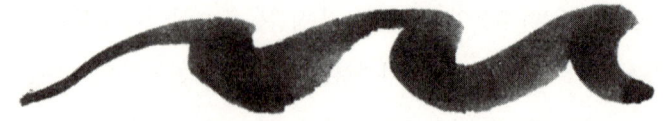

피 반사'도 활발해져서 우리 몸은 언제 어느 때라도 즉각 행동을 취할 수 있도록 만반의 준비를 갖춘다.

완만한 곡선을 그리는 언덕, 눈이 시원해지는 계곡 등 중급 산악 지방에서 흔히 보는 풍경들 역시 사람을 편안하게 해주는 것들이다. 굽이치는 파도처럼 위로 솟고 아래로 꺼진 사막의 모래 언덕은 또 어떤가. 하늘과 맞닿은 곳까지 엇비슷한 언덕이 늘어선 광경은 잊을 수 없는 깊은 인상을 심어준다. 그런 풍경을 찍은 사진을 보며 반복적인 음악을 함께 들을 때면 명상할 때처럼 마음이 차분해진다.

하지만 스위스의 베르겔 지역처럼 깎아지른 화강암 절벽이 둘러쳐진 곳이라든가 희한하게 생긴 산꼭대기가 뾰죽 뾰죽 솟은 산악 지역의 광경은 느긋함이라든가 편안함과는 전혀 거리가 멀다. 체어마트(스위

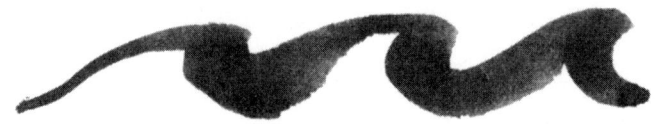

스 발리스 주의 휴양지) 위에 우뚝 솟은 마터호른은 위압적인 자세로 인간을 내려다본다. 그 앞에 선 사람은 편안함이나 익숙함보다는 경외감 등의 심적 거리만 느낄 뿐이다. 부드럽고 조화로운 능선이 겹겹이 쳐진 풍경은 누구에게나 안정과 이완을 제공하지만, 과감한 직선이 일관성 없이 난무하는 풍경은 낯설고 위협적인 인상을 남긴다.

인간이 환경을 통해 접하는 것은 시각적 이미지뿐만이 아니다. 바람이 물과 모래, 나뭇잎들과 유희할 때 내는 반복적 유형의 소리들도 무시할 수 없다. 세미나 때문에 출장을 갈 때마다, 나는 바닷가에 있는 호텔을 선호하는 편이다. 파도 소리가 내는 반복적인 율동에 귀기울이면서 기분 좋은 이완을 맛볼 수 있기 때문이다. 예약할 때는 그래서 꼭 이렇게 덧붙인다. "바다에 가까운 방을 쓸 수 있을까요? 그럼 제가 더 푹 잠 잘 수 있거든요."

꼭 바다가 아니더라도 강물 소리나 집 뜰에 놓인 분수가 새잘내는 소

리도 마찬가지로 기분 좋은 아늑함을 조성한다.

유럽의 낭만주의 작가들은 시골의 전형적인 소리가 가진 뜻과 성격을 세심하게 읽어낼 줄 알았다. 숲 속의 바람 소리, 밀밭이 출렁일 때의 사라락 대는 소리, 정취가 물씬 풍기는 석양, 맑게 개인 달밤…… 낭만주의의 주옥같은 시구들은 한결같이 겹치고 되풀이되는 심상들로 가득했다. 마티아스 클라우디우스(18세기 후반에 활동한 독일 서정시인)의 글을 한편 감상해보자.

달이 솟았다.
작은 금빛 별들은 하늘을 지키며
밝고 선명하게 반짝이고,
숲은 검은빛으로 침묵을 지킨다.
풀밭 위
흰 안개가 신비롭게 피어오른다.

세상은 얼마나 고요한가.
아늑하고 편안한 땅거미가
살포시 덮어주었구나.
오늘의 근심이여 이곳에 잠들라.
이곳에서 잊혀지거라.
여기 이 고즈넉한 작은 방에서.

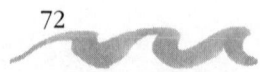

생활 속의 건강 지킴이 반복명상

스포츠 기능 향상을 위해

운동 선수들에겐 적절한 타이밍이 늘 중요한 과제이다. 시합에서 도움닫기를 하다가 뛰어오르는 순간을 얼마나 잘 선택하느냐, 전력 질주를 위해 최대근력을 어느 순간에 이끌어내느냐에 따라 시합의 승패가 달려 있기 때문이다. 그렇다고 해서 실전에서 호루라기가 울려야만 시합이 시작되는 것이 아니다. 선수들의 진정한 경기는 이미 몇 주전의 훈련부터 시작된다. 즉 간격을 두고 계속 긴장과 이완을 되풀이하며 훈련하는 과정도 '경기'에 포함되는 셈이다. 그러나 양극을 넘나드는 변화의 리듬이 너무 극단적으로 흐르면, 자칫 면역 체계가 붕괴되거나 중요한 순간에 꼭 필요한 지구력이 손상되기 쉽다.

또, 훈련을 무조건 많이 해야 한다는 생각은 일종의 강박관념이다. 지나친 욕심에 연습량을 무리하게 배정했을 경우, 준비기간이 힘들어지고 필수적인 회복기간이 너무 부족하다. 회복시간이 안배되어 있다 해도 너무 짧으면 그다지 효과를 볼 수 없다. 인후염 등의 일반적인 감염, 통증을 유발하는 근육 경련이나 관절 경련 등 선수들에게 종합적인 기능장애가 생겨나는 까닭도 시합에 대비한 훈련이 이완보다 긴장 쪽에 치우쳤기 때문이다. 선수가 가장 건강해야 할 순간에 오히려 체력이 저하되므로 힘들여 노력한 만큼의 성과를 기대할 수 없는 것이 당연하다.

언젠가 내게 독일 하키국가대표선수단의 전담 의사가 고충을 털어놓은 적이 있다. 선수들이 인도나 파키스탄처럼 먼 해외로 출정을 갈 때면 늘 심각한 문제들이 생긴다는 것이다. 고도의 훈련을 받은 선수들은 오히려 감염 위험에 쉽게 노출되기 때문에 아무리 열심히 갈고 닦은 기량이라도 정작 시합 당일에는 제대로 기량을 발휘하지 못한다고 한다.

여러 가지 면을 모두 고려한 총괄적인 훈련이 중요하다는 점에서 운동선수들은 의외로 수사의 생활에서 배울 점이 있다. 수도원에 머무는 수사들은 몸과 마음, 정신을 건강하게 유지하기 위해 금욕과 명상을 긴밀하게 결합시킨다. 기능 스포츠 중 특히 지구력을 필요로 하는 스포츠는 그런 점에서 현대적인 금욕과 고행의 한 형태라고 해도 과언이 아니다. 선수는 한정된 시간 동안 일반 사람들이 누리는 기본적인 생활 조건과 거리가 먼 상태에서 몸을 움직이면서도, 전체적인 운동 체계가 최대한의 기능을 발휘하도록 애써야 한다. 이것이 고행이고 금욕이 아니면 무엇인가. 이렇게 고된 연습이 한 차례 끝난 뒤, 수사들이 하듯 (반복)명상으로 마무리를 하면 짧은 시간 내에 회복이 가능하고 실제 연습과 시합에서도 큰 효과를 볼 수 있다. 운동선수들의 훈련과 수사들이

행하는 근본적인 수행법은 이처럼 유사한 성격을 띤다.

예를 들어 10킬로미터를 달린 직후 반복명상 15분으로 운동을 마무리한다. 이럴 때 깜박 잠이 들 수도 있는데 너무 오래 자지 않도록 주의하자. 짧지만 깊고 달콤한 틈새 잠을 자고 나면 연습에서 생긴 스트레스는 씻은 듯 사라지고 새로운 활력도 생기며 근육긴장이 완화되고 머리도 맑아진다. 연습 후 반복명상이 기다리고 있다는 것을 항상 잊지 말자.

- 훈련이 한 차례 끝나면 앉거나 누워 긴장을 푼다.
- 집중하여 공기를 들이쉬고 내쉰다.
- 자기가 정한 생각문구를 숨쉬기 박자에 맞춰 동시에 반복한다. 생각문구 대신 반복적 구조를 가진 음악을 들어도 좋다.

이 과정을 거치면 열심히 활동하던 교감 신경의 활동이 뜸해진다.

- 가쁘게 몰아 쉬던 흉식 호흡이 깊고 느린 횡경막 호흡(복식호흡)으로 바뀐다.
- 심장 박동과 맥박, 혈압이 안정된 상태로 돌아간다.
- 근육이 기분 좋게 이완된다.

회복에 필요한 시간이 짧아지는 이유는, 교감 신경 대신 부교감 신경이 활성화되면서 전반적인 산소 필요량이 많이 줄어들기 때문이다. 5분 정도만 지나도 그 사이 10에서 17퍼센트나 산소 소모량이 감소한다.

반복명상은 훈련을 마무리할 때도 좋지만, 경기가 시작되기 직전이나 진행 시간이 긴 운동 경기에 임할 때의 준비운동으로도 무척 쓸모가 있다. 경마장 스타트 박스 안에서 신경이 날카로워져 안절부절못하는 말처럼, 달리기 선수들끼리 짜증나는 신경전을 벌인다든지, 스키 경주 코스의 난이도 때문에 긴장한 나머지 식은 땀이 흐를 정도면 좋은 결과는 기대할 수가 없다.

경기 시작 전 불안감이 엄습할 때면 차분히 긴장을 풀고 바닥에 앉는다. 머릿속으로 다시 어머니의 뱃속에 들어갔다고 생각하자. 생각과 몸, 호흡과 생각문구를 하나로 집중한다. 그리고 경기에 나아가 그대의 모든 능력을 마음껏 폭발시켜라.

반복명상은 운동 선수들이 가장 손쉽게 취할 수 있는 산소와 에너지 공급원이다.

운동 경기장은 그야말로 흥분의 도가니이다. 들끓는 솥처럼 요란스런 분위기에서 육상 10대 종목이 꼬리를 물고 장시간 이어진다고 생각해보자. 참가자들의 신경은 점점 팽팽하게 긴장된다. 시합 하나가 끝날 때마다 있는 휴식조차도 사람을 지치게 하고 불안하게 만든다. 다음 시합을 기다리는 선수들 사이에선 으레 경쟁상대에 대한 '심리적인 질투심'이 감돌고, 이 말없는 신경전에서 상대를 이겨보려고 몸과 마음은 더더욱 예민해진다. 기대를 한 몸에 받았던 올림픽 금메달 유망주들이 라이벌의 심리전에 휘말려 정작 실전에서 균형을 잃거나 어처구니없는 실수를 범하기도 한다. 특히 진행시간이 긴 경기에서는 그런 작전에 걸려들지 않기 위해서라도 반복명상이 큰 역할을 할 것이다.

직접적인 대결을 피하라. 다만 호흡하고 또 호흡하라.

집중하여 반복명상을 하고 나면, 상대방이 걸어오는 성가신 공격을 비켜갈 수도 있고, 아주 짧은 시간(단 5분 정도) 안에 활력도 돋우고 가장 바람직한 방식으로 스스로 낼 수 있는 최후의 능력까지 끌어낼 수 있다. 그리고 그 능력을 정확한 방향으로 정확한 시간에 발산할 수 있다. 또 5분 동안 반복명상을 하며 휴식했을 때 효과는 같은 시간을 평범한 방법으로 보냈을 때에 비해 월등히 뛰어나다. 명상이 끝나면 몸을 덥게 하는 활동적인 운동을 간단하게 하자. 그래야 다음 시합이나 경기에서 최대의 폭발적인 힘을 발휘할 수 있다.

등산

아주 높은 산을 오르면 공기 중의 산소량이 평지에서의 21% 보다 밑돌 때가 많으므로 산소부족 현상이 일어나곤 한다. 지구력훈련을 거친 산악인들은 숨을 들이쉴 때 공기 중의 5%를 취하고 날숨을 통해 나머지 16%를 몸밖으로 내보낸다. 그러나 지구력훈련을 거치지 않은 일반

사람은 겨우 3%만 취하고 18%나 되는 산소를 밖으로 내보낸다. 이런 차이는 심장이 얼마나 튼튼하고 또 얼마나 기능이 활발한가에 따라, 즉 헤모글로빈의 수송 능력, 그리고 근육의 발전소라고 할 수 있는 미토콘드리아의 크기와 수 등에 따라서 산소공급체계의 상태가 달라지기 때문에 생긴다.

그러나 산을 오르면 오를수록 공기 중의 산소 양이 현저히 줄어들기 때문에 아무리 지구력이 뛰어난 등반가라 할지라도 한계를 느낄 수밖에 없다. 그래서 지난 수 십 년간 많은 산악인들은 그렇지 않아도 힘든 산행에 산소탱크까지 등에 짊어지고 높은 봉우리를 정복해야 했다. 결코 극복되지 않을 성싶던 이 한계를 처음으로 넘은 사람이 바로 라인홀트 메스너였다. 그는 끊임없는 훈련과 오랜 경험 끝에 따로 산소공급을 받지 않고도 강한 지구력만으로 높은 봉우리를 정복했다.

고산지대에서의 불가항력적인 산소부족현상을 해소하는 방법으로서 반복명상과 인조 산소통은 사뭇 대조적인 성격을 띤다. 부족한 산소를 '만들어서' 외부로부터 조달하느냐, 체내에서 스스로 산소 소모량을 줄이는 '자연스러운' 방법으로 극단적인 상황에서 몸의 기능을 최대로 끌어올리느냐의 큰 차이가 그것이다. 높은 산에 적응하는 능력은 다름 아닌 반복명상의 회복·충전 기능을 새롭게 응용한 것이다.

앞서 말했듯이 반복명상을 5분 이상 계속하면 산소 소모량이 10내지 17퍼센트 줄어들어 엄청나게 절약이 된다. 10내지 17퍼센트라는 숫자는 보통 상황에서는 큰 차이가 아니지만, 높고 험준한 산악지대처럼 특

수 상황에서는 결정적일 정도로 능률에 영향을 끼친다. 잠깐씩 행군을 멈출 때라든가 야영을 할 때 반복명상을 습관처럼 하다보면 산소 소모량이 줄고, 능률 향상에 방해가 되는 산소결핍이 상대적으로 해결된다. 전문 등반가라면 틈날 때마다 반복명상을 하는 습관을 들이자.

- 긴장을 풀고 낮은 자세로 쪼그리고 앉는다. 편하게 앉거나 누워도 좋다.
- 몸과 마음을(생각과 행동을) 하나로 집중하고 숨쉬기와 생각문구를 동시에 반복한다. 생각문구 대신 반복적인 음악을 병행해도 좋다.

간단해 보이는 방법이지만 꾸준히 계속하면 5분도 되기 전에 교감 신경이 잠들고 부교감 신경이 깨어나 산소와 에너지 소모량을 조절한다. 심장 순환기 계통이 잠잘 때처럼 절약상태로 들어가면서 심장박동과 맥박이 떨어지고 혈압도 낮아진다. 또 숨쉬기도 에너지를 많이 필요로 하는 흉식 호흡 대신 안정되고 이완된 횡경막 호흡으로 바뀐다. 무리를 받은 근육은 웬만큼 긴장이 풀리고 사고 활동 역시 새로운 흐름으로 접어들어 생산적인 창조력, 추진력이 샘솟는다.

그런 훈련이 된 등반가는 완전히 다른 시간 관념 속에 존재하는 법을 익힌다. 그래서 산을 오르면서 어쩔 수 없이 멈추어야 할 때나 불침번을 서야 할 때 훨씬 더 오래 건강한 상태로 견딜 수 있다. 명상과 이완

속의 시간은 의미 없이 흘러가지 않는다. 명상을 거친 사람은 재깍대는 시간의 한정된 리듬을 산 위의 특성에 맞게 무한의 차원으로 확장할 줄 안다. 땅과 하늘이 내려다보이는 높이, 그곳에서 시간과 공간은 하나로 녹아든다. 반복명상은 산을 오르는 모든 이에게 산소마스크보다 더 유용한 장비이며 정신의 방패라 할 수 있다.

05
명상으로 의식을 바꾸고 거듭나기

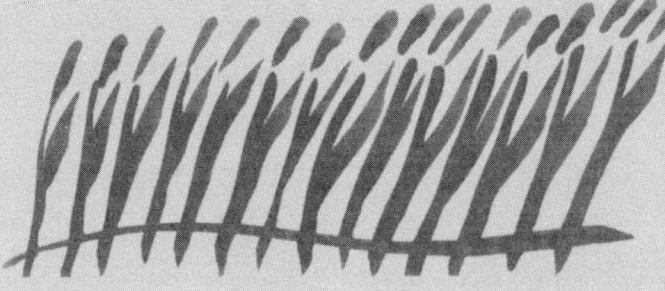

명상으로 의식을 바꾸고 거듭나기

의식은 원래 수많은 면모를 지니고 있는 개념이지만, 그 중에서도 우리가 주관적으로 받아들인 다양한 감각적 경험의 세계가 재료라는 점이 가장 주된 특성일 것이다. 우리의 사고와 감정, 신경망을 타고 여러 가지 작용을 거쳐 대뇌피질까지 오는 온갖 느낌이 한 데 어우러져 이루는 모자이크야말로 자아가 인식하는 '경험'이라는 것의 원료이다. 그러므로 의식은 대뇌피질의 각기 다른 자극 상태를 합한 결과이다. 하지만 생명체란, 각 부분을 단순히 수학적으로 합산한 결과로 이해할 수 있는 것이 아니다. 수많은 정보를 이리저리 엮는 유기체의 복잡한 상호작용은 특수한 역동성을 불러일으키고 전혀 새로운 공간을 탄생시킨다. 다시 말해 단순한 사고와 감정, 온갖 느낌이 다 함께 작용함으로써 단순한 대뇌피질의 자극상태를 넘어선 의식의 단계가 생성되는 것이다.

중추 신경계에서 받아들인 신호들은 — 내부의 것이든 외부의 것이든 간에 — 이른바 '자아의 상상'일 뿐이고, 제 삼자의 독립적인 견해나 외부의 객관적인 판단과 무관한 것이다. 예컨대 고통은, 철두철미 주관적인 현상이며 그것을 느끼는 사람의 가치 판단 여하에 따른 것이다. 의사 역시 오직 경험적 방법과 비교를 바탕으로 한 짐작으로 환자의 고통에 대해 '객관적인' 판단을 내릴 수밖에 없다. 우리가 가진 감지 안테나는 소리와 영상 자극에만 반응하는 것이 아니라 몸 전체에 걸쳐 일어나는 수많은 느낌에 대해 열려 있다. 살며시 살결을 스치는 부드러운 손의 감촉부터, 정신이 나갈 정도로 뜨거운 난로에 데는 느낌까지 아주 폭넓은 갖가지 느낌에 대해 말이다.

우리를 둘러싼 환경은 고정된 감각 경로를 통해서만 전달되는 것이 아니다. 여기엔 감각으로 인지할 수 있는 범위를 벗어난 의식이 존재한다. 의식은 우리가 추상적으로 인지한 것을 인식적인 사고 유형으로 발전시킬 때라든가 인간 관계를 쌓을 때마다 생기는 기초적인 신뢰감이나 혹은 불신, 깊은 사랑에 이르기까지 여러 가지 감정 정도에 따라 생겨난다.

특히 '사랑의 느낌'은 인간의 의식에 대단한 질적 향상과 완전히 새로운 깊이의 감각을 끌어들이고, 완전히 새로운 차원을 열어주는 요소이다.

사람의 시간 감각 역시 자아의 입장에서 나온 가치판단이나 측정에서 상당히 벗어나기 때문에 감각 경로를 통해 자극이 전달되는 것과는 전혀 다른 차원의 의식이다. 또, 감각 경로를 통한 의식된 인지라 할지라도 모두가 정확하고 확실한 것은 아니다. 예컨대 시각적인 느낌은 이

것과 저것이 서로 혼동되고 뒤바뀔 수도 있고, 실제로 눈으로 무엇을 보지 않아도 다른 자극경로가 민감하게 작용할 때 더불어 나타날 수 있다. 어두운 곳에서 앞이 보이지 않을 때 손만 더듬어 물건을 찾은 적이 있을 것이다. 그럴 때 우리는 손으로 사물을 '본' 셈이며 감각 경로가 시각 자극을 전달하는 데 기여한 것이다. 같은 차원에서 청각적 신호 역시(특히 말과 대화) 손가락 언어로 교환이 가능한데, 쌍방이 존재하는 대화에서 서로를 향해 던지는 전형적인 손동작이 신호로서 작용하는 경우를 일컫는다.

인간은 손으로 볼 수도 있지만 말도 할 수 있다.

손으로 표현하는 기호 언어는 무척 다양하게 쓰이고 언제든 새로 만들어낼 수 있지만 소리 내어 입으로 말하는 언어만큼이나 각 상황에 따라 달라지고 바뀌기도 한다. 움켜쥔 주먹은 강한 힘과 무력을 상징하는 반면 활짝 편 손바닥은 놓아주고 모든 것을 맡기는, 축복을 내리는 자세를 상징한다. 엄지손가락을 쳐든 모양은 보장과 성공의 표현이고, 손가락이 밑으로 내려가면 실패와 몰락을 뜻한다. 손으로 흔히 하는 동작은 '전화하라'는 표시부터 손가락 한두 개를 이용한 칭찬이나 욕까지 다양하기 이를 데 없다. 그리고 이런 지닌 징보 교환은 대부분 낮에 일어나며 밤에는 내면을 향한 채널이 열린다.

의식은 흥분 정도를 기준으로 다음 두 가지로 크게 나뉜다.

- 주위환경이 소란스럽고 빠르게 움직이는 시대인 만큼 낮 동안의

의식은 흥분 상태가 지배적이고, 몸의 모든 감지 안테나가 외부로부터 오는 자극을 수신하기 위해 한껏 뻗어 나와 있다.
- 밤일 때와 잠들었을 때는 외부 자극이 차단되고 자기만의 꿈과 상상이 의식의 주도적인 배경을 이룬다.

그러나 밤과 낮의 리듬에 따라 의식을 분류한 것은 편의에 따른 것일 뿐, 인간의 두뇌가 처하는 복잡한 흥분 상태를 완전히 파악할 수 있는 수단은 못 된다.

지금까지 서구 산업 국가들에서는 인간의 의식을 위의 두 가지로 나누는 것에 일관해 왔다. 그러나 정작 가장 중요한 의식상태는 간과되곤 했다. 그것이 이른바 명상의식이라고 일컫는 상태이다. 낮의 의식, 밤의 의식에 비해 명상의식은 능동적인 과정 없이 자연스럽게 그 상태에 도달할 수 없다는 점이 특징이다. 명상 상태의 의식에 들려면 일정한 궤도를 따라가야 하는데, 그것도 한 번은 몸, 한번은 정신이 반복적인 구조와 접속되며 두 번의 궤도 진입을 거쳐야 한다. 이 책에서 하는 얘기를 요약하면, 한마디로 그 두 가지 궤도의 접근이다.

사람이 규칙적으로 잠자고 깨어나는 일을 반복하는 것은 의식의 자동적인 일이다. 쉽게 말해 낮 동안의 활동이 끝나고 밤이 시작되면 우리 두뇌의 태양도 지고 작업 스위치도 꺼진다. 몸과 마음은 휴식을 취하고 느긋한 이완을 즐기다가, 다시 눈을 뜨면 어김없이 낮의 긴장이 다시 시작된다. 24시간을 기준으로 돌아가는 인간의 두 가지 생활 리듬을 관찰하고 있으면 인간의 의식 또한 밝음과 어두움의 두 가지 양극성으로 이루어진 듯한 인상을 받는다.

하지만 아무리 자연스럽게 교차하는 리듬이라 해도 인간이 소극적으로 그것에 따라야 할 이유는 없다. 분명 우리는 스스로의 의식에 능동적으로 '간섭' 할 수 있고 낮과 밤의 단순한 이분법과는 또 다른 차원의 의식 세계를 열 수 있다. 그러나 다시 한번 말하지만, 이 명상의식 단계는 수동적인 자세를 취한다고 저절로 생기는 것이 아니다. 그러기 위해서는 반드시 스스로 계획해야 하고 능동적으로 실천해야 한다. 이때 되풀이하고 또 되풀이하는 반복명상, 즉 반복명상 연습은 큰 도움이 된다.

우리 스스로 능동적으로 다듬고 빚은 명상의식이 두뇌를 지배할 때 정신은 새로운 상태를 경험한다. 몸과 마음의 모든 활동이 중심을 향하고 외부로 뻗어 있던 감지 안테나도 조용히 일을 멈춘다. 공장의 중앙 계기판이 낮 동안에는 끊임없이 여러 가지 경고 신호를 받아 불이 들어왔다 나갔다 하다가 일이 끝난 시간에는 조용히 램프 한두 개만 규칙적으로 깜박이는 것과 비슷하다. 그런 중앙 계기판처럼 흩어졌던 사람의 생각 역시 하나의 점으로 모여야 한다. 사람은 오직 생각을 모으고 집중할 때에만 지혜를 샘솟게 할 수 있다. 무한한 창조력도, 갖가지 참신한 아이디어도 우선 깨끗이 머리를 비우고 차분히 정리한 후에야 생긴다.

정신은 명상 안에서 고요히 안식한다.

　반복적인 패턴 중에서도 율동, 즉 리듬이 있는 진동 역시 우리를 명상의식에 잠기게 하는 수단이며, 뇌의 모든 활동을 한 점에 집결시키는 반복적 구조에 속한다. 규칙적인 율동을 가진 진동에는 다음의 형태들이 있다.

- 들숨과 날숨이 교차되는 호흡 리듬
- "생각문구" 혹은 반복적인 기도문이나 주문의 반복적인 언어패턴
- 양방향으로 규칙적으로 흔들리는 요람처럼 고정된 리듬으로 반복되는 몸 움직임
- 반복적인 흐름을 보이는 멜로디 시퀀스나 모티브 시퀀스
- 사막에 끝없이 펼쳐진 모래 언덕처럼 교차와 반복, 조화로운 선의 모양새를 뽐내는 자연의 영상

　활동하는 의식과는 다른 차원의 명상의식은 단순한 안정이나 이완부터 의식이 흐려지는 극단적인 혼수상태까지 여러 가지가 있다. 특히 혼수상태는 앞서 베트남 스님들 이야기로 예를 들었듯 고통도 느끼지 않는 마취상태와 비슷하게 나타나는 경우도 있다. 그 중에서도 반복명상을 통해서 도달할 수 있는 명상의 단계는 세 가지가 있다. 좀 더 자세히 살펴보자.

1단계 : 안정, 이완 상태

명상의 1단계는 숨을 들이쉬고 내쉬는 일에 온 주의를 집중하는 것만으로 가장 쉽게 도달할 수 있다. 허파꽈리가 부풀었다 줄었다 하는 일을 반복하는 과정만으로도 우리 몸은 어느새 중심으로 모아지고 외부적인 자극은 차단된다. 오랜 명상 경험을 쌓은 승려들은 머리와 심장을 연결하는 핵심적인 수단으로 호흡을 이용한다. 끝없이 되풀이되는 숨쉬기에 집중하면 생각과 행동도 하나로 모아지고 생활에서 얻은 스트레스를 자연스러운 방법으로 억제할 수 있다.

실제로 이 방법을 실천할 때 중요한 점은 우리 주변에서 일어나는 사건들과 행동들을 적당히 숨쉬기 리듬에 맞추는 법을 배우는 것이다. 뇌파는 안정된 흐름을 유지하며, 책을 읽거나 클래식 음악을 들을 때처럼 주의도 고정되어 침착하고 이완된 상태에 머문다. 하지만 이것은 엄밀히 말해 명상 단계는 아니다.

예를 들어,

- 편안한 자세로 가벼운 책을 읽으며 숨쉬기에 집중할 때,
- 단조로운 강연이나 행사에 참석해서 호흡이 되풀이되는 것에 정신을 집중할 때,
- 음악회에 앉아 반복적인 음상과 들숨, 날숨을 일치시켜 명상과 유사한 경험에 빠질 때,
- 해변의 파도소리, 숲이 바람에 흔들리는 소리, 곡식이 너울대며

춤추는 들판, 구름이 지어낸 물결무늬, 끝없이 이어지는 모래 언덕의 사막 등 자연이 주는 온갖 심상에 호흡을 맞출 때
등 일상생활의 작은 시도로도 충분히 뇌파를 7헤르츠에서 15헤르츠 정도의 알파파로 안정시킬 수 있다.

반복적 요소를 가진 신체 행위로도 초보적인 이완 단계에 도달할 수 있고, 특히 이런 움직임은 뛰어난 기능을 요하거나 시간을 많이 투자하지 않고도 실천할 수 있는 쉬운 일들이다.

- 의식적으로 숨쉬기에 집중하거나, 오른 다리와 왼 다리가 바뀌는 리듬에 주의를 기울인다. 숨쉬기와 달리기 자체가 명상하는 일이 된다.
- 거울을 바라보며 도약판에서 뛰어오른다. 탄성을 받아 튀어 오르는 다리를 바라보면서 몸의 리듬에 집중하면 정신을 한 데 집중할 수 있다.
- 잠깐씩 애인이나 친구와 왈츠 같은 부드럽고 흥겨운 춤을 추며 반복적인 움직임과 리듬에 몸을 맡긴다. 얼마 지나지 않아 마음이 편해지고 전반적으로 좋은 기분이 들것이다. 그에 비해 혼자서 추는 춤은 오랜 시간 몸과 마음을 거기 온전히 쏟아 부었을 때 의식에 강한 영향력을 행사하고, 나아가 황홀경과 유사한 상태에 도달하기도 한다.

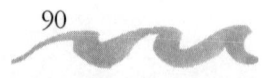

안정과 이완은 반복명상으로 도달하는 의식의 첫 단계이면서 진정한 명상으로 들어가기 위한 준비운동 같은 것이다. 하지만 특정한 정신적, 신체적 기능을 의식적으로 일으킬 때(예컨대 책읽기나 뛰기, 춤추기 등) 뇌는 최소한의 제어 자세를 유지하기 때문에 명상을 위해 꼭 필요한 의식 변화로 좀더 깊은 상태에 도달하기가 쉽지 않다. 몸을 완전히 이완하고 안정시키는 데 결정적인 역할을 하는 부교감 신경이 몸 전체에 완벽한 영향력을 발휘할 수 없기 때문이다. 아무리 정신이 높은 지점에 도달하려 해도, 현재 진행중인 행위들(달리기, 춤추기, 책읽기 등)이 최소한 교감신경의 제어를 받아야 하는데다 잠재의식으로도 두 가지 행위가 분리될 수가 없어 결국 완벽한 명상의식으로 바뀌지 않는 것이다.

2단계 : 명상

이 의식단계는 정신과 육체가 극단적인 통제 하에서 평소 활동 시기와 전혀 다른 양상을 보이는 상태이다. 외부를 향한 지각 안테나는 모두 기능을 멈추고, 정신이 정신 안에서 휴식을 취하는 모습이다. 또한 우리의 의지로 조정되며 뚜렷한 목적을 가진 사고활동은 모두 차단된다. 몸 전체는 본격적으로 부교감 신경의 통제 하에 들어간다. 심장, 폐, 혈액순환 등 열심히 돌아가던 공장들도 일제히 가동을 늦추고 휴식 상태에 접어든다. 팽팽히 긴장되어 있던 근육도 느슨하게 풀어지고 복부 전체(위, 장, 간, 콩팥, 방광, 성기 등)는 보수공사와 회복 작업을 시작한다. 머릿속 역시 상상력과 자유로운 생각들이 뭉게뭉게 피어오른다. 명상에 든 사람의 시간은 천천히 흘러간다. 적어도 나 혼자만은 성급하기만 한 세상과는 멀찍이 떨어진 세계에서 고요히 안식을 취할 수 있다.

명상은 시간 개념이 사라진 시간 속에 들어앉은 '선물 같은 시간'이다.

    명상차원의 의식상태는 몸과 마음이 각각의 길라잡이를 나름대로 따라갈 때 형성된다.

- 몸의 길라잡이는 다름 아닌 호흡이다. 끊임없이 되풀이되는 호흡이야말로 심장과 혈액순환, 허파의 기능이 무난하게 맞아떨어지게 하는 조화의 마법사이다.
- 마음의 길라잡이는 부정적인 생각들을 차단하는 뇌의 조절기능이다. 그러기 위해서는 생각문구나 기도문 등을 소리 내지 않고 읊는다. 생각문구나 기도문은 나쁜 생각들, 비생산적인 생각들이 들어오지 않게 하는 방패역할을 한다. 마음속의 목소리가 호흡의 리듬과 일치하면 걱정과 불안은 마치 단단한 방패에 부딪혀 튕겨 나오듯이 우리 마음속으로 들어올 수 없으며 강한 자신감이 샘솟는다.

3단계 : 깊은 명상, 혼수상태와 유사한 무의식상태

얼마간 신체동작이나 생각문구, 혹은 반복적인 음악을 곁들여 규칙적으로 호흡을 계속하면 스스로의 의식이나 몸을 완벽하게 통제하기가 어려운 혼수유사상태에 빠진다. 어느 원시민족이든 종류와 정도만 다를 뿐, 혼수상태와 비슷한 정신적인 현상을 수백 년 전부터 자연스레 생활 습관 속에 갖고 있었다고 한다. 아프리카 원주민들이 사용하는 반복적인 북 장단과 그것에 딱 어울리는 풍부한 몸짓의 춤을 떠올려보자. 또, 아메리카 인디언들의 전형적인 의식들이라든지, 이슬람교의 승려들이 내는 무아지경의 춤사위, 그리고 오늘날 젊은이들이 테크노 음악을 들었을 때 겪는 몸의 의식적인 자각상태도 모두 이 단계에 포함된다고 할 수 있다.

생활 속의 명상실천, 건강을 지킨다

일터에서 틈새 낮잠으로 피로를 이긴다

틈새 낮잠은 일터에서 단 15분만에 가장 효과적이고 집중적으로 휴식을 취할 수 있는 회복요령이다. 이 짧고 달콤한 휴식으로 스스로도 놀랄 만큼 뛰어난 창의성과 확실한 추진력을 회복할 수 있다.

누구나 점심 식사를 하고 난 뒤 약 한 시간 동안 온몸이 마비된 듯 무력감이 느껴지고 일 처리도 더딜 뿐 아니라 창조적인 생각 같은 것은 기대조차 할 수 없을 만큼 몽롱한 상태를 경험해보았을 것이다. 우리의 주의력 역시 살아가면서 겪는 다른 모든 것들과 마찬가지로 하루에도 몇 번씩 높아졌다 낮아졌다 하면서 변화를 거듭한다. 오전 11시경과 오후 7시경에는 모든 기능과 능률이 가장 왕성할 때이다. 그에 비해 다른 때에는 신체기관들이 자동적으로 휴식 상태에 접어들기 때문에 능률이나 주의력을 유지하는 데 꽤 힘이 드는 편이다. 특히 오후 1시에서 오후 2시 사이와 자정 즈음에는 모든 기능이 급격히 떨어진다.

한밤중에 일어나는 능률저하는 밤잠을 자야하는 우리에게는 당연하면서도 반드시 필요한 것이지만, 낮 1시에서 2시 사이의 하향곡선은 그다지 반길 일이 아니다. 더운 나라에서는 이 시간이 마침 하루 중 기온이 가장 높은 때와 일치하기 때문에 더위에 머리와 몸을 혹사시키는 대신 아예 낮잠 시간을 정해두고 수면을 취하는 관습마저 있다. 하지만 그 외의 나라들에서는 낮잠 시간이 업무규정에 들어 있는 것도 아니고, 낮잠을 자도 제대로 봉급을 준다는 보장도 없다. 결국 사람들은 오후시간 내내 생산성이 저하된 채 억지로 일을 해야 한다.

- 뇌가 휴식할 수 있는 최소한의 시간을 주기 위해서도 낮잠은 꼭 필요하다. 그러나 생물학적으로 필수적인 낮잠시간이 없는 한 오후부터 저녁까지는 창의적이거나 활동적인 성과를 기대하기는

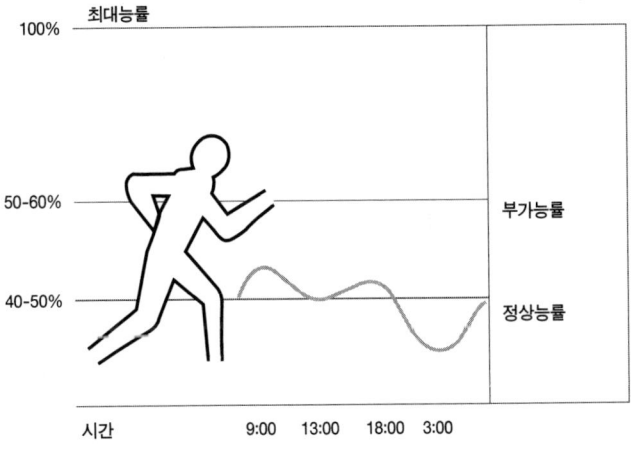

오후 1시의 능률하락 곡선은 반복명상으로 효용있게 쓰일 수 있다.

95

어렵다.
- 점심 식사를 배불리 한 경우라면 뇌에 조달되어야 할 산소와 에너지가 모두 소화기능에 쓰이는 바람에 더욱 더 뇌 기능이 저하되기 마련이다.

창의성과 능률을 위해서 반드시 필요한 낮잠의 중요성을 무시하는 것은 우리 몸에 대한 폭력과 다름없다. 게다가 정말 필요한 잠이 어디로 달아나지도 않을 테니, 결국 어떤 식으로든 우리의 몸은 쌓인 만큼의 피로를 풀기 위해 잠에 빠져들고 말 것이다. 직장이나 학교에서 남들의 눈을 피해 잠깐씩 졸아본 적이 없는가? 책상머리에 앉아, 혹은 강연이나 수업을 들으며, 아니면 어두운 구석이나 화장실에서 꾸벅꾸벅 식곤증을 달래보지 않은 사람이 있을까? 대학병원에서 낮이면 조용히 비워둔 수술실로 향하는 외과의사들이 가끔 있다. 동료들은 그런 그들을 보며 진행중인 연구에 몰두하는 것으로 착각하곤 한다. 나중에 알고 보면 졸음을 못 이긴 나머지 처박아둔 낡은 수술대를 설치하고 그 위에서 잠을 청한 것일 때가 많다.

자, 이제 터놓고 요구하자. 임금협약에 정정당당히 반복명상 형태의 낮잠을 자도 된다는 조항을 집어넣자. 15분 투자로 정신적, 신체적 자원을 일깨워 최고로 활용할 수 있는 값진 성과를 얻는다면, 이것을 결코 무리한 요구라고 일축할 수만은 없을 것이다.

일터에서 제일 아늑한 장소를 찾아 편한 의자나 소파에 느긋하게 몸을 앉힌다. 두 눈을 감고 반복명상을 시작한다. 들숨과 날숨에 정신을 집중하고, 숨쉬기에 맞춰 생각문구를 반복한다. 머릿속의 잡념을 몰아내고 오직 생각문구에만 초점을 맞추려 노력한다. 생각문구 대신 반복적인 음악을 듣거나 규칙적으로 흔들리는 사물을 바라보는 것도 좋다. 잠깐동안만 집중해도 머릿속에는 새로운 창조력이 샘솟고 생각지도 못했던 묘안들이 춤을 출 것이다. 불안정했던 흉식호흡도 안정된 복식호흡으로 바뀌고 굳어졌던 근육과 관절이 부드럽고 느슨해진다. 일터에서의 틈새 낮잠은 뜻밖의 에너지를 얻을 수 있는 원천이자, 하루종일 효과가 지속되는 명약이다.

하지만 틈새 낮잠에서 무엇보다도 중요한 점은 15분이라는 시간을 지키는 것이다. 남은 하루 일과를 위한 에너지를 새로 얻기 위해서는 이 시간이 딱 적당하다. 15분이 넘어가면 의도했던 틈새 낮잠의 효과가 오히려 떨어지기 때문에 적당한 시간에 잠에서 깨어나게 하는 보조장치를 동원하는 것이 좋다. 다음 단락에서 언급하겠지만, 열쇠를 이용해서 잠에서 깨어나는 요령은 언제 어디서나 응용할 수 있는 편리한 방법이다.

그렇다면 시간이 초과됐을 때 안 좋은 점이 대체 무엇일까? 여러분은 아마 주말이나 휴일에 1시간 이상씩 낮잠을 잔 뒤 느끼는 몽롱하고 둔한 기분을 알고 있을 것이다. 한낮에 너무 오래 잠을 자고 나면 자연스러운 바이오리듬이 망가져 버리고, 몸 안에서 생겨야 할 활동 점화 작용이 제대로 일어나지 못한다. 이 점화 작용은 남은 하루 일과를 위해 교감 신경을 다시 작업궤도에 오르게 하기 위해 필요한 것이다. 이것이 일어나지 않으면 재가동은 물론이고 최고의 능률 따위는 기대할 수 없다. 그러므로 긴 낮잠을 자고 난 뒤 오후 시간에 무언가 능동성이 요구되는 일은 포기하는 것이 좋다. 의욕저하와 동기부족이 겹쳐 오후시간 내내 능률곡선은 땅으로 곤두박질치기 때문이다. 이스라엘의 과학자들에 따르면, 순환기 장애 증상을 가진 중년 이상 노령 환자들은 1시간 이상 낮잠을 자면 심장마비가 발생할 위험이 급격히 증가한다고 한다. 몸이 너무 오래 휴식을 취했기 때문에 다시 활동을 시작하려면 너무 많은 에너지를 소모해야 하고, 그 과정에서 오히려 스트레스가 더 발생하기 때문이다. 자율신경계의 스위치가 '수동'에서 '능동'으로 전환되는 과정에서 스트레스가 일어나는 것을 완전히 막을 길은 없지만 낮잠 시간을 15분으로 엄격하게 지키면 휴식은 극대화하고 스트레스는 최소한으로 줄일 수 있다. 15분만 집중적으로 휴식하면 자연스러운 바이오리듬이 어긋나지도 않을 것이고, 최단 시간을 들여 새로운 활력과 생산적인 에너지를 되찾을 수 있기 때문이다.

  역사상 유명했던 인물들 중에는 틈새 낮잠의 대가들이 꽤 많다. 나폴레옹은 머나먼 러시아로 진군하는 동안 다른 병사들처럼 말 등위에서 선잠을 청하거나 산을 오르내릴 때 잠깐씩 있는 휴식시간에 산자락에 앉아 졸기도 하면서 재빨리 원기를 회복했다고 한다.

스위스 알프스의 3대 봉 중 하나인 아이거 봉을 최초로 정복한 등산가 H. 하러는 이런 말을 남겼다. "땀이 마른 보송보송한 옷, 생명을 의존할 튼튼한 하켄 그리고 암벽 자락에 앉아 쉬면서 목을 축일 맛좋은 음료. 이것이 아이거 북벽에서 맛볼 수 있는 최고의 행복이다."

틈새 낮잠으로 고속도로 졸음운전 예방하기

고속도로 상에서의 교통사고 중 약 40%가 과로에서 비롯된 것이라고 한다. 단란한 가정과 회사, 심지어 여행사까지도 순식간에 파탄으로 몰아넣는 마른하늘에 날벼락 같은 교통사고들이 무척 자주 일어난다. 여행 계획이 너무 꽉 짜여져 있을 때, 계속 새로운 곳으로 달리고 싶은 마음을 절제하지 못할 때면 자기도 모르게 운전대 앞에 앉아 있는 시간이 늘어난다. 여기에 워낙 많아진 차량과 빽빽하게 들어선 상가건물, 주택들 덕분에 교통체증까지 더해져 상황은 날로 악화된다. 어떤 땐 100km에 이르는 도로가 길게 늘어선 자동차로 꽉 차 주차장이 되어버린 것을 종종 보기도 한다.

피로가 쌓이면 당연히 모든 일이든 실수를 하기 쉽고, 운전대를 잡은 경우라면 생명이 위태로울 수도 있다.

게다가 고속도로를 한참 달릴 때면 옛날 증기기관차에서나 들을 수 있었던 것처럼 덜커덩 덜커덩 하는 단조롭고 규칙적인 '노래'가 들려온다. 거기서 들리는 규칙적인 반복 리듬은 반복명상을 했을 때처럼 감각을 점점 흐리게 하고 운전자의 의식을 불투명하게 만든다. 자동차 조작이나 현재의 도로 상황에 대해 민감하게 반응할 수 있는 능력이 떨어지므로 당연히 사고 위험률도 높아진다. 특히 대낮의 태양이 서서히 기울면서 뇌 속에 있는 세로토닌(혈액이 응고할 때 혈소판으로부터 혈청 속으로 방출되는 혈관수축작용 물질. 뇌 조직의 세로토닌은 뇌에서 만들어지며, 지나치게 많으면 뇌 기능을 자극하고, 부족하면 침착하고 조용한 상태를 불러일으킨다) 수치가 떨어지면 집중력과 주의력도 부족해진다. 대자연에 어둠이 내리기 시작하면 인간의 몸은 자연스럽게 휴식과 회복을 위한 상태로 바뀌는 것이 이치이다.

차창을 내리거나 체조도 해보고, 함께 탄 사람들과 활발한 대화를 주고받거나 시끄러운 음악을 듣는 것이 나쁘지는 않다. 하지만 운전대를 잡고 단조로운 동작을 반복하는 과정에서 끊임없이 찾아오는 졸음은 쉽게 해결되지 않는다. 그러나 이럴 때도 이른바 손수 만든 '자명종'만 있으면 반복명상이 훌륭한 해결책이 될 수 있다.

- 되도록 조용한 주차장에 차를 대고 문을 걸어 잠근다.
- 두 눈을 감고 편안히 좌석에 몸을 기댄다.
- 호흡에 맞춰 생각문구를 반복하거나 조용하고 반복적인 음악에 정신을 집중한다. 머릿속에 떠오르는 잡생각을 지운다.

틈새 낮잠은 짧은 시간 내에 눈에 띄게 능률과 활력이 솟아나게 한다. 예를 들어

- 운전 때문에 쌓인 스트레스가 몸 밖으로 날아가고, 머리가 맑아진다.
- 맥박과 호흡이 차분하게 가라앉는다.
- 근육과 관절의 긴장이 풀리고 특히 척추와 등, 허리의 통증이 사라진다.

운전대에 앉아서도 반복명상만 제대로 하면 지금껏 수십, 수백 킬로를 운전하며 얻은 심리적 물리적 부담이 눈 녹듯 사라지고 몸의 느낌도 신선해져 마치 이제 막 운전대에 앉은 것처럼 상쾌한 기분을 느낀다. 틈새 낮잠은 현대인들의 여행에 활기를 불어넣어 주는 청량제이다.

잠깐 쉬어서 활력을 되찾았다고 해도 다시 오랜 시간 운전을 계속하면 휴식 효과도 금새 바닥이 난다. 차를 운전하는 내내 효과가 줄지 않는 휴식시간은 15분이 제일 적당하다. 15분 동안의 적당한 휴식을 취하고 일어나려면 여러 번 연습을 거치거나, 자동차 열쇠를 이용한 자명종을 써보자. 약손가락에 열쇠를 걸고 좌석 위에 손을 올려놓는다. 명상이 시작되면 손가락의 근육과 힘줄이 느슨해진다. 아주 천천히 손가락이 풀어지다가, 나중에는 열쇠가 손가락에서 쩔그럭 소리를 내며

떨어진다. 그러기까지 대략 15분 정도 걸리는 것이 보통이다. 열쇠가 떨어지는 소리와 손가락이 가벼워지는 느낌에 잠이 깨면서 상쾌한 기분을 만끽할 수 있을 것이다.

//
06
생각과 행동을 묶어주는 이로운 기의 흐름

생각과 행동을 묶어주는 이로운 기의 흐름

반복명상은 사고를 자유롭게 하고 부정적인 생각의 실마리들을 단계적으로 없애주어 창의력을 북돋아준다. 우리 마음속에 가득했던 걱정과 불안도 줄어든다. 효과적이고 자신감 넘치는 행동은 목표를 향한 확고한 자신감에서 비롯된다. 이런 자신감이 없다면 묘기를 부리는 곡예사들도 목숨을 내걸고 가느다란 밧줄 위를 걷는 위험한 임무를 완수해낼 수 없을 것이다. 목표가 뚜렷한 행동은 몸과 마음이 함께 조화를 이루고 그로써 능력과 건강이 최고 수준에 도달했을 때, 그리고 성공과 행복을 향한 의지가 강하게 작용할 때 나오는 것이다. 마음은 몸을 지배한다. 어떤 행동이든 확고한 소신이 뒷받침되어야 성공도 이룰 수 있다. 인생이라는 무대에서 마주치는 장마다 반신반의한 태도를 보인다면 원하는 것은 절대 얻을 수 없다. 몸과 마음의 모든 기능이 한 데 어울리고 하나의 목표를 향해 에너지가 오가는 상태, 몸 전체의 신경, 관절, 근육의 피드백이 교환되고 거기서 나온 정보와 기능이 다함께 하나의 목표를 향해 움직이는 상태가 최고의 능력을 낼 수 있는 순간이나.

반복명상은 방해 요인을 없애고 생각과 행동을 한 데 어울리게 하는 도구이다.

100m 달리기 선수가 결승을 향해 아무리 완벽하게 피드백 시스템을 주고받으며 달렸더라도, 목표에 가까운 75m 지점에서 경쟁자를 향해 단 한번 곁눈질을 하는 것만으로도 최상의 흐름은 깨질 수 있고, 그 때문에 우승을 놓치는 일도 허다하다. 최적의 에너지의 흐름은 생각과 행동이 하나가 되어 녹아 흐를 때, 온 몸의 작은 움직임 하나 하나가 조화를 이룰 때 가능하다. 연주자는 악기와 하나가 되고 운동 선수는 기구를 신체의 일부처럼 느껴야 한다.

중요한 일을 시작하기 전 반복명상으로 몸과 마음을 가다듬어 보자. 힘들이지 않고도 제일 중요한 한 가지에 몸과 마음을 온전히 집중할 수 있을 것이다. 목표를 향해 몸과 마음이 한껏 고양된 순간, 시간과 공간 사이의 구별도 없어지고, 힘찬 에너지가 몸 구석구석을 흐르며 여러 곳에 흩어졌던 주의력을 한 데 끌어 모은다. 활동의 주체는 자기를 둘러싼 모든 것을 잊고, 우리를 둘러싼 시간조차 느껴지지 않은 채 빠르게 흘러간다. 그러나 이런 최 절정의 에너지 흐름은 자동적으로 이루어지는 것이 아니다. 정신과 육체가 완전한 일치를 보이는 조화에 이르기 위해서는 여러 가지 방해 요인을 제거해야 한다.

- 불안, 주의력 산만, 피로, 과다한 기대치 때문에 생기는 압박감은 능률을 떨어뜨릴 뿐이다. 그러나 이런 방해 요인은 반복명상을 통해 목표의식이 뚜렷한 집중력으로 환원될 수 있다.

- 움직임의 과정이 완벽하게 이루어지지 않았을 때, 그리고 한 동작, 한 동작 따로 연습한 내용들이 자동적으로 매끄럽게 연결되지 못했을 때 신체적인 장애가 나타난다.
- 근육 불균형은 동작에 필요한 산소를 쓸데없이 소모하게 하고 조화가 필요한 행위에서 관절을 고르게 움직이는 것을 방해한다.

무대 위에서 공연을 할 때나 1, 2위를 다투는 집중적인 트랙 경기에 임할 때는 정신과 육체가 완전히 하나가 되는 것은 물론 고르고 규칙적인 호흡이 따라주어야 에너지흐름이 최고로 원활해진다.

예술가나 운동선수 중 85퍼센트가 자기가 보유한 심리적이고 육체적인 능력을 제대로 실력으로 환원하지 못한다고 한다. 가장 큰 방해 요인은 실패할까봐 불안해하는 마음이다. 그 때문에 집중력도 떨어지고 결국 결정적인 순간을 위해 몸에 일어나야 할 필수적인 전환에 대비하지 못한다. 그래서 스포츠계에서는 흔히들 '훈련 챔피언'이란 말을 하는데, 연습경기나 훈련에서는 최고의 실력을 보이다가도 막상 실제 경기에서는 압박감 때문에 영 맥을 못 추는 선수를 가리켜 이르는 말이다. 그래서 진정한 성공에는 반드시 정신적인 힘이 필요한 것이다. 마음이 강하면 가장 중요한 순간에 가장 중요한 것에 집중할 수 있고, 스트레스를 예방하는 것은 물론 안정된 상태를 토대로 최고의 기능을 발휘할 수 있기 때문이다. 결전의 순간이 오면 계획된 바와 전혀 어긋남 없도록 정신의 힘이 모든 움직임을 촉발할 수 있어야 한다.

마음속으로 혼잣말을 하는 것도 좋은 방법이다.
잊지 말라. 스스로에 대한 회의는 실패만 불러올 뿐이다.

시끄러운 대운동장이나 흥분한 관중들 앞이라면 더더욱 굉장한 집중력이 필요하다. 이런 상황에서는 잠깐만 생각이 흩어져도 중심을 잃고 몸과 마음의 조율이 망가질 수 있다. 스키경주가 시작되기 전 선수들은 머릿속으로 전체 코스를 도는 연습을 수없이 한다. 그래야 실제 몸을 움직이며 달릴 때 위험한 구역을 제대로 통과할 수 있는 순발력을 갖출 수 있기 때문이다. 최대 기능을 한 순간에 집중시켜 발휘하고 싶다면 마지막 준비단계에서 자기 스스로와 대화를 나누자. 눈앞에 둔 일이 힘들고 까다로울수록 마음속의 독백도 집중적으로 열심히 해야 한다.

실패와 포기는 늘 마음에서부터 먼저 생겨나고, 그 다음엔 사지의 근육과 관절을 늘어뜨린다. 그래서인지 재기의 가능성이 없는 완벽한 실패를 연구했을 때, 십중팔구 "난 해낼 수 없을 거야"라는 식의 부정적인 독백을 했을 때 일어난 것으로 밝혀졌다. 그러니 이제 전략적으로 굴자. 일부러라도 긍정적인 독백으로 스스로를 격려하고, 늘어지는 몸과 마음을 다잡아 힘주어 다짐한다. "난 해낼 수 있어."

예를 들어보면 어떨까. 크고 깊은 기름통에 개구리 두 마리가 빠졌다. 한 놈은 염세주의자이고 한 놈은 낙관주의자이다. 염세주의인 개구리는 "이제 끝장났군"하며 부정적인 혼잣말을 던지고 불쌍하게 빠져 죽고 만다. 하지만 다른 개구리는 낙관적인 시각으로 상황을 바라보고 이렇게 말한다. "살 수 있고 말고!' 그리고는 온 힘을 다해 헤엄을 쳐서는 이윽고 통에 떠 있는 스티로폼 조각 위에 무사히 착륙한다.

정신훈련은 실제로 몸을 가지고 움직이지는 않지만, 상상속에서 행동을 차근차근 진행시키는 훈련이다. 상상속의 훈련으로도 동작 하나하나를 충분히 최고수준으로 개선할 수 있다. 아서 루빈스타인은 명실공히 훌륭한 피아니스트였다. 그는 늘 머릿속으로 피아노 연주를 연습하길 즐겼고, 남아메리카로 오랜 시간 비행하는 중에도 그렇게 열심히 콘서트를 준비했다고 한다. 바이올린 연주의 까다로운 소절도, 손과 팔에 무리를 주지 않고서도 머릿속에서 수백, 수천 번 연습을 거듭하며 익숙해질 수 있다.

인간은 생각하는 대로 행동한다.

훌륭한 테니스 선수는 휴식 시간에 긴장을 풀면서 다음에 이어질 세트를 위해 몸과 마음을 최상의 상태로 준비한다. 방금 마치고 들어온 마지막 플레이가 비록 맘에 들지 않았다 해도 철두철미 긍정적인 마음가짐을 잃지 않는다. 부정적인 사고와 비생산적인 감정들은 몸을 굳게 하는 결정적인 영향을 미친다. 불안하고 위축된 심리는 몸 전체를 긴장상태로 바꾸어 맥박도 빨라지고 안전성도 떨어뜨리기 때문에 에너지흐름이 삐걱대며 장애를 일으킨다. 스위스의 스키선수이자 올림픽 메달리스트 베른하르트 루씨는 2001년 오스트리아 생 안톤에서 열린 세계선수권대회가 안개와 바람으로 활강경기 개최가 미뤄졌을 때, 그런 지연시간에서 오는 스트레스로 맥박까지 높아진 선수들이 준비과정에서 얼마나 불필요한 에너지를 소모해야 하는지 토로한 적이 있다.

　반복명상은 스트레스를 긍정적으로 역이용하는 도구로 쓸모가 있다. 그리고 정해진 목표에 따라 머리에서 각 기관을 향해 에너지가 흐를 수 있도록 해준다. 아시아의 진주조개잡이들이 생명이 위태로울지 모르는데도 잠수기구 하나 없이 오랫동안 물 속에 머물러 있는 것을 보자. 물 속에 들어가기 바로 전 조개잡이들은 몸을 쭈그리고 앉아 긴장을 풀고, 눈을 감은 채 앞으로 할 물질에 몸과 마음을 집중한다. 이런 까다롭고 위태로운 일을 하기 전에는 억지로 떠밀려서 하는 행동을 한다든지 압박감을 느껴서는 안 된다. 짧은 시간 안에 최대 능력을 발휘하려면 집중력이 최고로 응축되는 것이 무엇보다 중요하기 때문이다.

　우리가 하는 모든 행동은 각자 주관적 조종의 지배를 받는다. 따라서 어떤 일을 자발적인 마음으로, 확고한 신념을 가지고 했을 때는, 그 반작용으로 능률과 건강도 기대 이상으로 향상된다.

　동물에게 동작을 가르치는 훈련을 보면 이런 점이 뚜렷이 드러난다. 두 개의 실험군 중 하나는 강요로 어쩔 수 없이 달리는 훈련을 받게 하고, 다른 하나는 목표를 정해주고 놀이를 하듯 자발적으로 움직이도록 훈련시켰다. 그러자 첫 번째 실험군의 면역력은 변화가 없었던 데 비해, 두 번째 즐겁게 훈련받은 실험군은 체세포 하나 하나가 눈에 띌 정도의 면역력 향상을 보였다.

　이 법칙은 반복명상에도 그대로 적용된다. 적극적이고 확신에 찬 자세로 반복명상을 하다보면 건강해지고 능률이 향상된다. 보고 듣고 움직이는 모든 일이 즐겁고 유쾌해진다. 그러나 반대로 일정 시간 생각과 행동이 맞물리지 못하고 어긋난 채 돌아가면 아무리 반복적인 모티브를 이용해도 명상 효과가 일어나지 못한다. 그런 일이 지속되면 면역력마저 크게 떨어진다.

아니, 오히려 이런 반복적 작용이 본인 의사와 상관없이 고의의 강요로 이루어진다면 생명이 위태로운 상황에도 이를 수 있다. 포로에게 고문을 가하는 방법 중 하나를 보자. 붙잡힌 사람의 이마 위에 끊임없이 물방울을 떨어뜨리면 결국 괴로움을 호소하며 몸부림치고 만다. 먹지 못해 어쩔 수 없이 굶어야 하는 위기상황이라면 길어봤자 2주 정도 배고픔을 견디고 목숨을 유지할 수 있다. 하지만 내적인 신념을 가지고 자발적으로 단식에 들어갔다면 거의 4주 동안이나 생명이 유지될 정도이다. 스스로가 스스로에게 하는 긍정적인 독백과 기운이 몸 속의 모든 자원을 동원하기 때문이다.

생각과 행동의 긍정적인 일치는 인간이 노동을 하는 데 결코 빼놓을 수 없는 요소이다. 어떤 과제든 자발적이고 기쁜 마음으로 수행할 때 인간은 필요한 활동에너지를 최대한 몸 안으로 불러모으고 생명력을 연장한다. 그러니 당연히 수명도 길어지고 능률과 건강이 부쩍 개선된다. 하지만 노동강도가 지나치면 불쾌감이 퍼지고, 저항이 생겨 얻고자 하는 성과는 수포로 돌아간다. 비단 일만 실패하는 것이 아니라 스트레스 상황이 지속되어 건강도 크게 다치고 능률은 밑바닥으로 떨어진다.

미국의 웅가르 미할 치크스첸트미할리는 힘이 되는 "에너지 흐름의 효과(Flow-Effect)"를 설명하면서, 형편없는 작업 조건 속에서 그나마 최선의 해결책을 찾아낼 때, 그리고 비참한 현 상황에서 제일 나은 것이 무엇인가 찾아낼 때 생겨나는 것이 바로 이 흐름이라 했다. 꽉 막힌 벽을 머리로 계속 받고 있다고 생각해 보자. 그 무슨 소용이 있을 것인가? 생각과 행동의 일치는 에너지를 흐르게 하는 최고의 처방전이다.

생활 속의 건강 지킴이 반복명상

훌륭한 연주회의 감동을 더욱 감동적으로

어떤 콘서트든 능동적으로 음악을 전달하려는 연주자와(악단과) 수동적인 입장에서 최대한 주의를 기울여 경청하려는 청중이 순조롭게 무언의 대화를 나눌 때에야 살아 있는 공연이 된다. 작용과 반작용을 주고받는 상호작용이긴 하지만, 특히 공연을 선사 받는 입장인 관중이 무대 위에서 일어나는 모든 일에 정신을 집중하고 몰두한다면 억지로 강요하지 않아도 공연장의 열기는 당연히 달아오른다. 무대와 관객석 사이에 이른바 '불꽃'이 튀어 오르는 것이다.

하지만 모든 공연이 이런 열기에 휩싸이는 것은 아니다. 예술적인 행위가 펼쳐지는 극장에는 종종 보고 듣는 즐거움을 한층 감소시키고 제한하는 방해요인들이 분명 존재한다. 옆자리에서 이어지는 거친 기침 소리, 귀에 거슬리는 속삭임, 통로를 지나며 쿵쿵대는 발자국소리 따위가 그것이다. 어떤 관객이든 각자 내는 특정한 소음들이 있기 마련이어서 다른 관객들의 수동적인 경청은 물론이고 종종 무대 위 음악가들의 연주를 방해할 때도 있다. 지휘자 쿠르트 마주르가 뉴욕에서 관현악단의 연주를 지휘하던 어느 날이었다. 그날 따라 유난히 산만하던 청중들의 태도를 견디다 못한 그는 급기야 연주를 중단시켰다. 그리고 청중들을 향해 몸을 돌리고는 이렇게 당부했다. 음악가들이 온 몸과 마음을 집중하여 연주하는 만큼 여러분도 똑같은 주의를 기울여서 들어달라고 말이다. 지휘자에게서 따끔한 소리를 들은 청중들은 완벽하리만치 정숙해졌고 콘서트는 흡족할 만큼 성공리에 끝났다고 한다.

필요한 때 적당한 경고가 주어진다면 콘서트 홀에 떠도는 방해 잡음 따위는 이유불문하고 차단될 수 있을 것이다. 하지만 따끔한 경고만큼이나 청중 스스로 공연에 집중할 수 있는 방법이 바로 반복명상이다. 여러 번 언급했듯이, 간단한 집중과 명상만으로 "상상의 모태"에 들어간 듯한 효과를 충분히 느낄 수 있다. 반복명상으로 몸과 마음을 가다듬으면 일종의 보호막에 둘러싸인 상태가 되어 바로 옆자리에 앉은 관객과도 독특한 거리를 형성하게 된다. 집중 명상 덕분에 마치 오케스트라가 자기 혼자만을 위해 연주하고 있는 기분에 사로잡힌다. 온 몸의 감각 하나 하나가 무대를 향해, 음악이라는 목표를 향해 한껏 고조되어 있기 때문에 오케스트라가 만드는 세밀한 음색들이 나의 귀를 깊고 강하게 두드리는 감동이 될 수 있다. 연주회를 십분 즐기는 방법은 아주 간단하다.

- 객석에 몸을 묻고 긴장을 푼다.
- 오케스트라가 선사하는 여러 가지 음상을 따라 규칙적인 호흡을

반복한다.

오케스트라 연주를 들으며 반복명상을 하면 몸과 머리가 편안해지고 이완되어 음악에 대한 감흥이 크고 뚜렷하게 확대된다. 잡생각도 사라져버리고, 아무리 옆에서 다른 사람들이 이런저런 소음을 낸다 해도 나와는 상관없는 다른 세계에서 일어나는 일처럼 여겨져 방해 자체가 되지 않는다. 극장을 떠날 때는 공연에서 얻은 활력으로 몸과 마음과 영혼이 신선해지고 또, 그 효과가 몇 시간이든 몇 일이든 계속될 것이다.

07
반복명상을 하면 이런 것이 좋다!

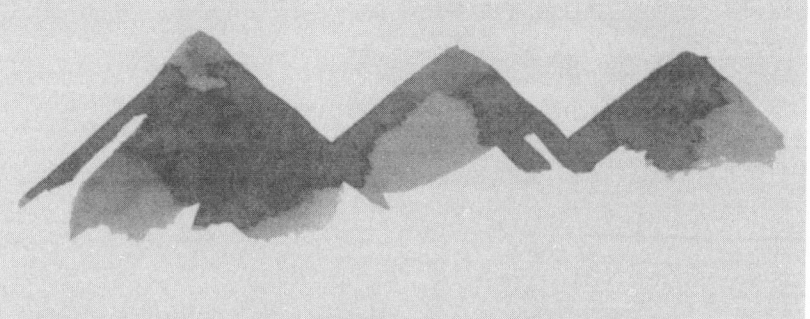

반복명상을 하면 이런 것이 좋다!

 이 책을 시작하면서, 적당한 형식과 도를 넘지 않는 강도라면 스트레스 역시 사람이 사는 데 꼭 필요한 것이라고 말한 적이 있다. 스트레스는 활동과 움직임을 촉발시키는 기폭제이다. 한편 그것의 반대는 안정과 이완, 명상이다. 말하자면 한 편에 자리한 스트레스와 반대편에 있는 명상은 극과 극을 이루면서 동시에 그 사이를 오가는 진동을 일으킨다. 양극 사이에서 일어나는 진동은 우리 몸 안에서 완전히 다른 여러 가지 결과를 불러일으킨다. 스트레스의 영향력이 발휘되면 온 몸에는 활동과 기능발휘를 위한 스위치가 켜진다. 심장과 허파는 최대한 활발하게 움직이고, 말초적인 동력기관인 각 부위의 근육에 산소와 에너지가 풍부하게 공급된다. 반면, 명상에 잠겼거나 이완된 상태는 그와 정반대로 나타난다. 기능이 집약된 심장, 허파, 근육 등의 조직과 기관은 가동을 늦추고, 공급기관인 위, 장, 신장 등은 조달과 회복작용을 열심히 시작한다.
 이렇게 교차되는 순환과 변화는 여러 가지 법칙과 메커니즘에 따라 달라진다. 투쟁-도피 반사는 스트레스에 완전 자동으로 응답하고 자극에 즉각 반응하는 데 비해, 이완된 상태에서는 자동적인 반사궁이 전혀 작용하지 않는다. 즉, 스트레스를 푸는 과정은 반드시 필요하긴 해도, 몸이 저절로 일해주지 않기 때문에 이완과 명상은 본인 스스로 조종하고 의도적으로 실천해야만 한다. 그러나 스트레스 혹은 이완 상태에서 사람의 신체가 변화무쌍한 여러 가지 반응을 보이는 과정은 어찌 되었든 둘 다 독립적이고 자율적인 신경제어 하에 놓여 있다는 사실이

다. 자율신경은 앞서 설명했듯 도피와 결투를 조장하는 교감신경과 억제와 진정을 유도하는 부교감신경, 이렇게 두 가지가 있다.

스트레스 상황은 교감신경을, 명상 상태는 부교감 신경을 일깨운다.
    인체의 기능이 낮과 밤의 연속적인 리듬을 타고 규칙적으로 변하는 것도 다 이 교감신경과 부교감신경의 작용 때문이다. 낮에는 교감 신경의 활성기능이 작용하고, 밤에는 휴식을 위해 부교감 신경이 몸 구석구석의 스위치를 내리고 안정을 유지한다. 긴장의 시간이 지나면 안정과

휴식이 시작되고, 그 시간 뒤에는 또다시 긴장이 일어나는 교차과정이 지장 없이 일어나는 사람은 건강한 생활리듬을 가졌다고 해도 과언이 아니다.

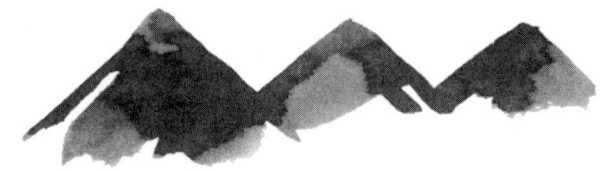

먼 옛날, 인간은 자연 그대로의 구조, 바꿀 수 없는 생존 조건에서 생활해야 했다. 맹수, 비나 홍수, 절벽 등의 위험을 극복하는 투쟁이 곧 결투와 도피의 반사 기능이었고 스트레스 상황에 대한 반응이 몸 전체를 움직이는 것으로 표출되곤 했다. 이것이 앞서 제 2장에서 언급한 스트레스의 기능이다.

곰을 만나면 맞붙어 싸울 능력을 갖추든지, 그런 능력이 모자라면 안전한 곳을 찾아 열심히 도망치든지 둘 중 하나를 택해야 한다. 이런 직접적인 돌발상황에서는 한껏 긴장한 근육들이 자극을 받은 스트레스 호르몬을 연소시킬 수 있을 만큼 움직였다. 그러나 일단 목숨을 위협받던 상황을 모면하고 나면, 안전한 오두막에서 느긋하게 쉴 시간이 돌아온다. 한껏 끓어오른 몸 속의 기운은 해안의 부드러운 파도와 일렁이는 곡식의 물결, 인상적인 일몰을 보며 진정되고 서서히 평안을 되찾는다.

**내부와 외부로부터 다가오는 스트레스에서
우리 스스로를 구할 수 있는 방법은 반복명상이다.**

그러나 시끄럽고 눈이 휘둥그래질 만큼 빠르게 돌아가는 현대를 사는 우리에겐, 도피 대신 기계와 모터, 컴퓨터가 가득 들어찬 스트레스만이 가로막고 있을 뿐이다. 설령 결투하거나 도망치는 자동적인 반사가 일어나고 반사를 따르는 행위 그 자체를 취한다 해도 스트레스를 해소할 수 있는 가능성은 거의 없다. 그뿐인가. 자동차 운전대를 움켜쥔 숨가쁜 러시아워에 한가로이 자연의 심상을 마음속에 그리며 명상에 잠길 여유 따위도 없다. 어찌 보면, 도리어 온갖 노력을 기울여 스트레스 수치를 일정 수준 이상으로 올리려고 애쓰는 듯한 꼴이다. 몸 속의 모터는 쉴 새 없이 돌아가고, 조용하고 안정된 상태를 즐기는 법을 배우지 못한 사람들은 이 악순환의 연결고리를 끊지 못한다.

인간의 몸은 냉온욕을 하듯 더웠다 추웠다 하루에도 몇 번씩 감정과 상태가 오르락내리락 한다. 이런 속에서 낮에는 몸의 모든 가동 램프에 불이 들어와 있다가도, 땅거미가 내리고 밤이 시작되면 서서히 휴식에 든다. 낮과 밤의 교차리듬은 긴장과 이완의 사이클과 맞물리고 자율적인 독립 신경계가 결정적인 지휘를 맡는다. 신경계에 따라 우리 몸이 조정되는 현상은, 마차에 앉아 두 갈래의 끈으로 원하는 쪽으로 말을 모는 것과 비슷하다. 한 쪽 방향이 치우치면 그것을 바로잡고, 또 다른 방향으로 기울면 반대로 나머지 방향으로 고삐를 당겨 쥔다. 그러니까 교감신경과 부교감신경은 말하자면 '고삐의 기능'을 가진 셈이다.

- 교감신경은 우리 몸의 전투의지를 불러일으키는 전령이자 신체 전반이 각 기능을 수행하고 긴장하게 한다. 에너지 소모를 유발하는 장본인이다.
- 압박 상황에서는 일하는 근육의 혈액 필요량이 평소보다 300 내지 400 퍼센트가 급증한다.
- 부교감신경은 우리 몸의 공급책임자이자 진정의 역할을 하는 신경이다. 부교감 신경이 신체기능을 주도하는 사령탑 역할을 맡으면 안정과 이완 현상이 일어나면서 활동중에 생긴 스트레스 때문에 바닥난 에너지가 다시 채워진다. 또한 부교감 신경은 체내의 산소 필요량을 현저히 낮추고, 그러면서도 산소의 중요한 역할인 에너지 공급이 몸 전체에서 적절히 이루어지도록 배려한다.

교감신경이 영향력을 발휘하면 심장의 운동이 빨라지고 산소와 에너지 공급이 눈에 띄게 불어난다. 그러면 당연히 호흡도 가빠지고 혈압과 맥박수도 높아진다. 또, 몸 전체의 근육 소직들도 팽팽힌 긴장상태에 돌입한다. 전반적으로 횡경막 위의 큰 중추신경들은 활발히 일을 하는 데 반해, 횡경막 아래의 복부 쪽은 가동이 일체 중지된다. 투쟁이나 도피를 위한 순간에 소화관이 원활하게 움직일 필요가 없기 때문이다.

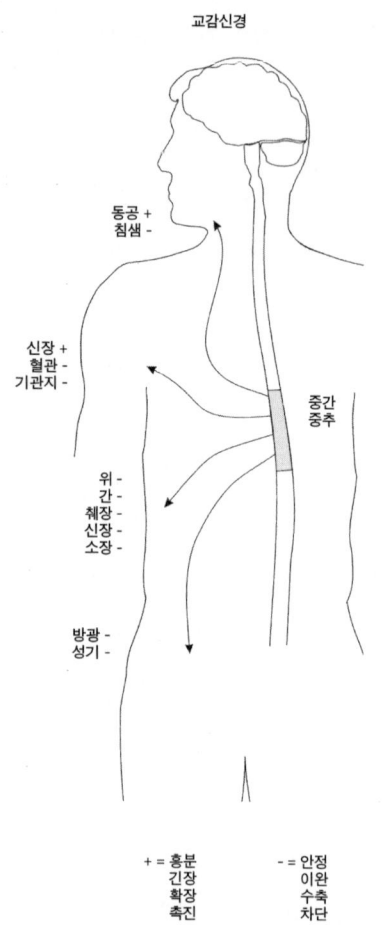

교감신경과는 반대로 부교감신경의 조절 패턴은 완전히 다른 노선을 취한다. 횡경막 아래에 위치한 기관들의 기능이 깨어나서, 위와 장 같은 소화기관과 간, 신장, 방광, 성기 등의 활동이 촉진된다. 반면 횡경막 위쪽은 거의 안정과 이완이 유지된다. 심장을 중심으로 한 순환계는 절약 상태로 전환되고 혈압이 낮아지며 호흡도 깊고 안정된다. 근육은 전체적으로 느슨해지고 뇌파도 평소보다 느리게 흐른다.

교감신경이 작용할 때, 사람의 뇌는 고도의 능동성을 띠며 낮 동안의 의식을 주도하는 15내지 30 헤르츠의 베타 파가 흐른다. 베타 파가 뇌를 지배할 경우 우리의 의식은 의지에 따라 조정되고 사고 과정 역시 일정한 목표를 따라 연관성 있게 진행한다. 그러나 이런 상황에서 스트레스 수위가 지속적으로 높아진다면, 정보가 홍수처럼 밀려드는 속에서 오히려 명확한 사고를 한다는 것이 힘들어진다.

그래서 뇌를 진정시키고 질서를 잡기 위해서는 부교감 신경의 역할이 필요하다. 부교감신경은 생산적인 휴식을 취하게 하고 흥분되었던 뇌파를 15헤르츠 아래로 끌어내린다. 뇌파 곡선은 마치 폭풍에 휘몰아치는 해일이 잔잔하게 가라앉듯 편안히 진정된다.

한 인간이 한 생명으로서 처음으로 뇌파의 격동을 겪는 순간이 바로 모체가 출산의 진통을 느끼기 시작할 때이다. 생애 처음으로 자궁벽의 포근한 보호가 격렬한 지진으로 뒤바뀌고, 편안한 안정과 느긋한 이완이 자취를 감춘다. 오직 혼란만이 지배하는 것이다. 그 전까지는 아이가 엄마 몸 속에서 온갖 영양을 공급받으며 생명

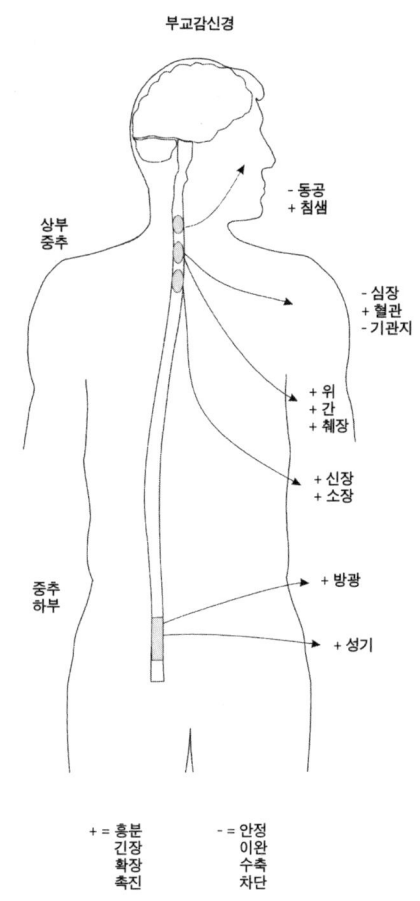

을 키우는 일을 모두 부교감신경이 도맡아 하며, 온갖 기관을 생성하고 성장을 조절했다. 물론 가끔씩 산모가 상황에 따라 스트레스를 받을 경우 그런 안정과 이완이 잠시 중단되기도 한다. 병원 구급차가 요란한

사이렌 소리를 내며 지나가는 소리를 가까이에서 들었다면 태아는 팔다리를 움직여 엄마 배를 두드리면서 반응을 보인다. 그러다가 산모의 진통이 시작되고 태아를 몸 밖으로 밀어낼 때가 된다. 이제 부교감신경이 거의 독재하다시피 몸의 기관들을 통제하던 아홉 달의 시간은 끝이 나고, 아기에게는 오로지 스트레스만 존재하는 순간이다. 아기는 그야말로 교감신경의 폭격이나 다름없을 엄청난 변화를 맞닥뜨린 것이다. 처음으로 공기 속에 알몸을 드러내자마자 아기는 사정없이 울어 제친다. 처음 만난 공기에 대한 비명이자 이제 막 시작된 생존에 대한 비명이다.

지금처럼 온갖 요구와 업무, 스트레스에 둘러싸여 사는 현대인들에게는 어머니 뱃속에서 누렸던 부교감신경의 '보호막'을 다시금 스스로 만들어내는 일이 반드시 필요하다. 자율 신경계의 양 날개를 균형 있게 사용하는 법, 한쪽날개인 부교감신경에게도 기회를 주는 열쇠가 바로 반복명상이다. 다행히도 우리는 어머니 뱃속에서 '태내 교실'을 거치며 안정과 이완의 반복명상을 배운 적이 있다.(1장 27페이지 참조) 반복되는 진동 구조는 본격적인 명상 상태로 돌입하게 해주는 요인이며, 압박에서 오는 긴장을 없애고 이완과 휴식을 취할 수 있는 구체적인 수단이다.

큰 무리만 하지 않았다면 하룻밤 푹 자는 것만으로도 낮 동안의 노동에서 생겨난 스트레스를 해소하고 소모된 에너지를 보강할 수 있다. 하지만 스트레스를 특히 많이 받은 날에는 아무리 잠을 많이 잔다 해도 그것으로 충분한 회복과 휴식이 되지 않는다. '평범'한 잠만으로는 교감 신경이 몸 전반에 걸쳐 두루 작용을 미치지 못하기 때문이다. 그러나 여기에 반복명상을 병행하면 보통 자는 잠도 몇 배의 휴식 효과를 나타낸다. 한밤중에 잠이 깨었을 때, 혹은 잠들기 전과 깨어난 직후에 반복명상을 해 보자. 몸을 건강하게 하는 좋은 습관이 될 것이다.(3장 명상의 원천 중 생활 속의 건강 지킴이 반복명상 : 불면증 참조)

나부터도, 피로와 긴장을 풀기 위해 지구력 운동이나 스트레칭을 할 때 반복명상을 병행하는 습관을 들였더니, 몸과 마음이 완전히 새로운 세계를 경험할 수 있었다. 지치고 피로한 심신을 침대에 누이고 그냥 오래 잠을 잤을 때와 반복명상과 병행했을 때의 효과는 비교도 되지 않을 만큼 다르다. 이른 아침, 잠에서 깨면 15분에서 30분 동안 내가 만든 이완 프로그램에 따라 명상을 한다. 머릿속으로 지나가는 생각문구에 맞춰 들숨과 날숨을 고르게 반복하고 온 정신을 집중한다. 자리에서 일어난 직후에 늘 명상을 하기 시작한 뒤로 매일 아침을 느슨하고 편안하게 시작할 수 있었다. 생산적인 에너지가 꽉 들어찬 몸과 마음은, 단순히 눈을 감고 잠을 잔 뒤 깨어나 하루를 시작하는 사람이 좀처럼 기대하기 힘든 활기찬 경험이다.

- 심장과 허파가 조화롭게 움직이고 몸 깊은 곳에서 편안함이 우러난다. 마치 샴페인 안에서 기포가 솟아오르듯, 몸 속의 혈관을 열심히 돌아다니는 산소방울이 느껴지는 듯하다.

- 등이나 허리 스트레스가 씻은 듯이 사라진다. 반복명상을 통해 건강하게 이완된 등은 두드리고 주무르지 않아도, 마치 시원한 안마라도 받은 듯이 편안해진다.
- 특히 무궁무진한 창조력과 신선하고 자유로운 발상이 넘쳐흐르는 것이 가장 놀라운 경험이다. 생각지도 못했던 아이디어와 그림이 떠오르고 "정신의 모험"이라 불러도 좋을 만큼 상상의 여지가 드넓게 열린다.

부교감신경은 향긋한 마사지 오일을 몸에 발랐을 때 드는 신선한 느낌처럼, 열심히 일한 심장과 허파, 뇌에게 상쾌한 휴식을 주고 소화기관 전체를 가뿐하게 한다. 이런 기능은 의학적으로 증명된 사실이다. 스트레스는 심장을 둘러싼 관상동맥의 흐름을 방해하기도 하지만 위와 장 같은 소화 통로에도 지장을 준다. 그래서 부교감신경의 기능이 최적으로 발휘되면 굳이 약사의 도움을 빌지 않아도 화장실에서 시원하게 변을 볼 수 있는 것이다.

부교감신경은 명상으로 들어가는 열쇠이다. 부교감신경을 활성화시키는 방법은 매우 간단하다. 앞서 여러 번 소개한 반복적인 모티브를 사용하기만 하면 된다. 다음의 3단계 몸 상태가 안티 스트레스 작용을 가능하게 한다.

1. 느긋한 이완 : 뇌파는 7에서 15헤르츠 사이의 안정된 알파 파를 유지한다.

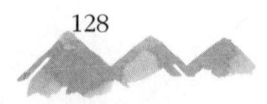

2. 명상 : 4에서 7헤르츠의 세타 파
3. 깊은 명상, 혼수상태, 무의식 : 델타 파, 0에서 4헤르츠

부교감신경의 자극을 받는 명상 상태에 인체는 어떤 작용을 할까?
- 뇌 속에서 일어나는 자극을 잠재우고 안정시킨다.
- 공기 중으로부터 취하는 산소의 비율이 높아지는 것과 동시에 숨이 고르고 깊어진다. 명상 수련을 하지 않은 경우 대기 중에 있는 21퍼센트의 산소 중 겨우 3퍼센트만 취하는 반면, 지구력운동과 명상훈련을 겸한 경우에는 공기 속에 든 산소를 5내지 6퍼센트나 들이마실 수 있다. 산소가 두 배 가까이 풍부하게 공급되기 때문에 당연히 능률이나 건강도 좋아진다.
- 심장 박동과 혈압이 낮아지므로 심장이 경제적으로 일할 수 있다. 심근경색과 뇌졸중의 위험도 당연히 줄어든다.
- 가로무늬근육 조직이 이완되고 집약적인 스트레칭과 병행하면 통증을 동반한 근육이나 관절의 경련을 막을 수 있는 훌륭한 예방법이 되기도 한다.

교감신경을 스트레스에 대해 단순한 반사기능을 유발하기만 하면 자동적으로 작동하므로 무척 손쉽게 자극이 된다. 그러나 부교감신경을 작동시키는 스위치는 일련의 과정을 거쳐야 찾아낼 수 있다. 매일 밤 수면을 취하는 일도 이완과 안정을 주도하는 이 신경의 기능을 요하

지만 그렇다고 몸 전체가 완전히 부교감신경의 회복 기능 하에 들어가는 것은 아니다. 부교감신경이 작용하는 경우는 크게 세 가지 정도로 나뉜다.

- 매일 밤 잠이 들 때마다 교감신경의 작용은 누그러지고 부교감신경의 작용이 활기를 띤다.
- 반복명상을 시작했을 때 15분 정도면 부교감신경의 작용이 시작된다.
- 지구력운동을 6주 정도 지속했을 경우 혈압과 안정 상태의 맥박이 낮아지면서 부교감신경의 작용이 나타나기 시작한다. 적당한 강도, 적당한 기능을 30분 이상 씩 주당 4회 이상 훈련해야 이런 이완 효과가 나타난다.

반복명상과 지구력운동, 두 가지 방법을 병행하면 몸 전체가 구석구석 골고루 이완하고 심장 및 순환계 질환을 거의 예방할 수 있다. 여러 번 반복했지만 반복명상을 시작하는 것은 생각보다 간단하다. 안정과 이완에 이르기 위해 몸과 마음을 집중하고, 율동을 가진 구조와 전형적인 반복적 형태를 명상에 도입한다.

계곡 위에 걸린 구름다리를 건널 때 양옆의 밧줄을 붙들고 균형을 유지하여 건너편에 도달하듯, 명상을 함으로써 중심에 들고 원하는 목표에 이르기 위해서는 다음 두 가지 규칙을 구름다리의 밧줄처럼 붙들고 준수해야 한다.

- 몸의 규칙 : 허파와 심장의 율동은 몸 전체를 한 데 모으는 기준이다. 들숨과 날숨을 고르게 반복한다. 명상의 목표는 바로 허파와 심장이 조화롭게 움직이고 작용을 주고받으며 그로써 신체적 활력이 최고로 상승하는 것이다.
- 마음의 규칙 : 마음을 똑바로 유지하는 기준이자, 소리 없이 마음 속에서 움직이고 온갖 잡생각을 한 점으로 모을 수 있는 정신의 나침반이 바로 생각문구이다. 마음이 모이면 새롭고도 생산적인 아이디어가 자유로이 피어오른다. "생각은 자유롭다"라는 말은 시대를 막론하고 인간이라면 누구나 열망하던 꿈이었는지 모른다. 그러나 진정한 사고의 자유는 잠잠한 물결처럼 고요히 흐르는 뇌파, 그리고 걱정도 불안도 없는 긍정적인 마음가짐이 있을 때 가능하다.

'명상을 시작할 용기' 야 말로 우리가 마음에 새겨야 할 첫 번째 표어이다. 명상은 타고난 것이며 언제든 실행이 가능하다. 명상은 자신감과 확신을 주고 스스로의 몸과 마음을 건강하게 하는 색다른 비결이며 값진 보물이다. 명상은 몸과 마음과 영혼을 맑게 하는 청량제이다.

생활 속의 건강 지킴이 반복명상

비행공포증을 이기자

　불안감과 걱정은 사람의 행동을 저지하는 가장 결정적인 방해요인이다. 특히 위험에 대한 불안증세는 가장 많은 사람이 경험하는 일이다. 심리적 압박을 받는 상황에 놓이면 사물을 명료하게 판단하기가 쉽지 않다. 눈앞이 캄캄하고 몸이 잔뜩 굳은 당사자에게는 아무리 옆에서 용기를 북돋아주고 이런저런 도움말을 주어도 소귀에 경 읽기이다. 그런 비관적인 분위기에서는 모든 희망이 바닥나고, 당사자의 절망적인 심정을 제일인 양 여기고 돕는 경우가 아니면 외부에서 오는 도움은 좀처럼 받아들여지지 않는다.
　비행공포증도 예외는 아니다. 아무리 호의에서 우러난 조언을 해주어도 공포와 불안에 떠는 본인에게는 쉽게 해결되는 예삿일이 아니다. 내가 아는 어느 젊은 여성 건축가는 장거리 비행을 앞둔 불안감을 이기지 못해 약효가 강한 신경 안정제로 무서움을 달랬다고 한다. 주위에서 가져주는 따뜻한 관심과 이런저런 위로도 그녀에게는 소용이 없었다. 조금이라도 기체가 흔들리거나, 약간의 기술적 장애가 일어나거나, 기장이 방송으로 변경사항 같은 것을 전달하기만 해도 곧 비행기가 추락할 것 같은 극심한 공포에 시달렸다.

이렇듯 속수무책으로 보이는 비행공포증도 반복명상이라는 특효약으로 해결될 수 있다. 장거리 여행을 해본 경험이 많은데도 나는 여전히 비행기가 뜨고 내릴 때에 흥분되고 혼란스러워진다. 그래서 줄곧 마음을 진정시키는 데 도움이 되는 음악을 가지고 다니며 이어폰으로 듣곤 했다. 하지만 어느 날 테네리페 섬으로 가는 비행기에 올랐을 때 그만 카세트 챙기는 걸 잊고 말았다. 즉시 나는 좌석에 앉아 안전벨트를 채우고 바로 눈을 감고 반복명상을 시작했다. 생각문구와 박자를 맞춰가며 호흡을 조절하는 일에 온 정신을 집중했다. 그렇게 15분이 흘렀다. 마침내 비행기가 이륙하는 순간, 내 몸과 마음도 함께 가볍게 날아오르는 기분이 들었다. 이 짧은 시간 동안 가슴에서 들락날락하던 얕은 숨은 아랫배 깊은 곳에서 올라오는 복식 호흡으로 바뀌었고 불안에 두근대던 심장 박동도 한결 누그러져 안정을 찾았다. 혈압과 맥박도 명상 단계의 수치로 내려갔고 머릿속에는 가볍고 편안한 행복감이 퍼졌다.

완벽한 이완 상태가 가져다 준 '진짜' 유쾌함 속에 기내에서의 시간은 무사히 흘러갔다. 승무원들이 이런 저런 서비스를 위해 왔다갔다하고 말을 걸어도 이런 기분이 깨지진 않는다. 나는 명상에서 얻은 이완된 몸과 마음으로 테네리페 섬 남쪽에 내리자마자 즉시 빡빡하게 짜여진 세미나 일정을 시작했다. 일은 힘들었지만 기내에서 충진한 새로운 힘이 가득 차 있었고 머리는 창조적인 추진력으로 활발히 돌아가고 있었다.

호흡을 중심에 두자

살면서 우리는 숨을 멈추게 할 만큼 긴박한 상황을 수없이 만난다. 도로에서 자동차끼리 충돌한 광경만 봐도, 거래처 사람이 무엇인가 화가 나 속사포처럼 비난을 쏟아 부을 때도, 한없이 높다랗게 솟은 고층 빌딩 꼭대기에서 밑을 내려다볼 때도, 정신이 혼미해지고 말문이 막히곤 한다. 의학적으로 설명하자면 스트레스를 받았을 때 산소흐름이 원활치 못하여 몸 속의 세포들이 필요로 하는 에너지가 공급되지 못하는 현상이다. 이런 공급 장애 현상은 능률을 떨어뜨리기도 하지만, 건강에도 적잖은 해를 끼친다.

스트레스는 세포의 생명인 산소를 죽이는 킬러다

심장, 근육, 관절의 기능이 힘에 부치는데도 자존심 때문에 달리기 시합을 강행한다든지 달리 몸을 혹사시키는 일을 했거나, 바쁜 와중에 계단을 빨리 뛰어올라가다가 끊어질 듯 숨이 찰 때 등, 몸이 어떤 방식으로든 견딜 수 없는 무리를 받으면 숨이 가빠지면서 호흡기 계통이 제 기능을 할 수 없는 상황에 이른다. 다리나 근육의 빠른 리듬을 호흡기의 능력이 따라갈 수 없기 때문이다. 이처럼 호흡의 리듬은 몸이 처한 환경에 따라 아주 민감하게 반응한다. 만약 무리한 신체 운동 후 다시 환경이 안정되면 빠르던 숨결도 점차 깊고 고르게 바뀐다.

사람의 심장은 우리의 의지와는 상관없이 저절로 움직이지만, 호흡 기관은 조금 다른 두 가지 조절방식을 따른다. 심장처럼 허파 역시 불수의적으로 일을 하고, 특히 밤에 수면을 취할 때는 자동적으로 몸 전체의 안정된 리듬에 맞춰 속도를 한껏 늦춘다. 그러나 심장 순환계와 호흡기 계통은 다른 점이 있다. 인간은 언제든 그럴 의사만 있으면 호흡에 충분히 영향을 줄 수 있다는 것이다. 때로는 빠르게 할 수도 있고 느리게 할 수도 있으며, 심지어 물 속에 잠수할 때처럼 한동안 숨을 멈추게 할 수도 있다.

누구나 아는 사실을 굳이 표현하자면, 숨은 우리 생명의 본질이다. 뱃속에서 온갖 배려와 보호를 받던 수개월 동안의 안락함을 빼앗긴 신생아가, 엄청난 스트레스를 겪으며 접하는 낯선 환경에 처음으로 보이는 반응도 울음, 즉 호흡이다. 한 사람의 생명이 꺼지는 순간을 우리는 "마지막 숨이 넘어갔다"고 표현한다. 숨, 호흡이야말로 우리가 가장 우선시하는 생명과 현존의 증거이다. 그에 비해 심장 박동은 완벽하게 독립적으로 일하며 우리의 조정으로부터 자유롭다. 심장의 존재를 인식하는 경우라 해봤자, 힘껏 달리고 난 다음이나 스트레스를 받는 상황에서 두근대며 심장이 유난히 빨리 뛸 때 정도이다.

호흡은 명상을 할 때 머리와 심장을 한 데 모아주고 몸 속에 하나의 결정체, 일종의 '알맹이'를 만들어주는 중심이다. 몸 옆구리가 움직이는 흉식 호흡과 아랫배가 움직여서 되는 복식 호흡이 다르다는 것은 누구나 알 것이다. 무언가 비정상적인 부담과 압박감을 느끼는 상황에서는 몸 옆구리가 들썩이며 가쁜 흉식 호흡이 일어난다. 몸에 질환이 있을 경우에는 이런 신체적 흥분 상태가 더 확연히 드러난다. 예를 들어 폐렴증세를 보이는 환자는 호흡이 가빠질 때 콧방울 호흡을 하는데, 코 양옆이 심하게 떨리고 1분에 40회 이상으로 호흡 횟수가 증가할 정도로 극단적인 흥분이 나타난다. 옆구리를 이용해 상체에서 흉식 호흡을 하면, 다른 신체적, 정신적 스트레스 상황과 마찬가지로 근육이 움직이는 데 무척 많은 에너지를 소모한다. 말을 타고 힘겹게 장해물을 넘으며 어렵사리 경주를 끝마쳤을 때를 상상해 보자. 말은 힘든 운동과 여러 가지 과제를 수행하고 난 뒤라, 옆구리를 들락날락하며 가쁘게 숨을 쉰다. 말 등에 앉은 기수의 다리도 함께 오르락내리락 할 정도이다.

숨이 가쁜 현상은 신체가 과도한 부담을 받았을 때 나타나는 전형적인 증상이고, 부담을 주는 원인이 사라지지 않는 한 오랫동안 계속된다. 지구력 차원에서는 호흡이 짧은 것이 전혀 좋은 일이 아니다. 들이마신 숨 속에 있는 산소가 폐포에 머무는 시간이 짧기 때문에 심장에서 일어나는 소순환(폐순환)에서 혈액에 공급되는 산소의 양도 충분치가 못할 것이다. 그러므로 숨이 고르고 깊어야 몸이 가장 좋은 조건에서 활발히 기능하고, 그로써 원하는 바를 이룰 수 있는 건강과 에너지를 충분히 얻을 수 있다.

옛말에 "심호흡을 하는 사람이 사자의 용기와 힘을 가진다"고 했다. 전혀 틀린 말이 아니다.

가슴으로 하는 호흡은 외늑간근(갈비뼈 사이를 채우는 근육)의 작용으로 일어나는데, 만약 신체가 부담을 받은 상황이라면 몸 옆으로 뻗은 목 쪽 근육도 같이 움직인다. 목에 있는 근육들도 갈비뼈를 들어올리는 기능이 있다. 이처럼 옆구리와 가슴을 이용한 호흡은 스트레스를 받은 신체상태와 직결된다. 흉벽을 들어올리고 내리는 데는 상대적으로 많은 산소와 에너지가 반드시 필요하기 때문이다. 하지만 반대로 아랫배로 하는 복식 호흡은 흉부와 복부를 분할하는 횡경막이 올라가고 내려가는 작용으로 일어나는, 훨씬 안정적인 운동이다. 우리 몸의 한 가운데서 통풍구 역할을 하는 이 횡경막도, 흉식 호흡과 마찬가지로 몸 상태에 따라 하는 일이나 움직임이 달라진다. 얕고 가쁜 흉식 호흡에서는 횡경막의 오르락내리락하는 간격이 겨우 2센티미터에서 3센티미터여서 그저 가볍게 펄럭대는 정도이다. 가만히 자리에 앉아 일을 하는 현대인들의 횡경막 운동도 그 정도에 머무르는 것이 보통이다. 그러나 깊고 고른 숨을 반복하며 횡경막이 더 많이 움직일 수 있도록 노력하면, 위아래로 움직이는 폭은 8센티미터에서 최대 10센티미터까지 넓어진다. 복식 호흡이 집중적으로, 정식으로 계속되면 횡경막의 기능도 점차 향상되고, 횡경막과 접해 있는 기관들까지 함께 건강해지는 효과를 누릴 수 있다.
- 횡격막 중앙의 왼쪽 융기 바로 위에 위치한 심장에 운동 자극이 직접적으로 전달된다.
- 횡격막 중앙 오른쪽 융기 아래 있는 간에 혈액이 원활히 드나들 수 있도록 한다.
- 대장에서 횡으로 놓인 부위를 횡격막이 직접 마사지를 해주는 효과가 생겨 소화관의 운동이 빨라지고 정체 현상이 없어진다.
- 복부를 비롯해 하체의 신체기관들에 있는 정맥과 림프관의 흐름이 원활해지고, 영양소 흡수작용이 좋아진다.

아랫배를 쓰는 복식 호흡의 효용은 명상의 효용과 직결된다. 몸과 마음을 이완하는 첫걸음은 몸에 부담을 주는 흉식 호흡을 안정된 복식 호흡으로 바꾸는 것이다.

누누이 언급했듯이 어떤 사람이든 명상하는 법을 배우고 이 세상에 태어난다. 임신 초기에 이미 완성된 뇌 중추가 모체가 만들어내는 진동과 반복 율동을 매 시각마다 기록하고 저장한다. 어머니의 호흡, 심장 박동, 목소리의 음상 등은 모두 엄마가 아기에게 가르쳐주는 진동의 여러 가지 모델이자, 이성적인 사고의 중심인 뇌와 감정의 중심인 심장을 긴밀하게 연결해주는 촉매 역할을 한다. 기도와 묵상도 머리와 몸이 하나가 되었을 때 진정한 경지에 이를 수 있기에 수도원의 수사들 역시 호흡을 명상의 중심에 두어 몸을 가라앉히고 마음을 모으는 수단으로 삼았다.

그렇기 때문에 긴장을 풀고 낮게 쪼그려 앉은 자세는 명상에서 상당히 중요한 역할을 한다. 이 자세는 고관절을 최대한 구부려 허벅지를 접은 상태이고 몸이 이런 각도에 있을 때 골반 쪽 근육들이 특정한 형태를 취함으로써 횡격막이 움직일 수 있는 가장 넓은 공간이 부여된다. 여기서 잠깐 해부학 지식을 살펴보자. 우리 몸의 관절은 여러 근육군의 복합적인 작용으로 균형을 유지하는데, 대부분 이 근육들은 관절의 양 옆에 골고루 분포해 있다. 관절을 굽히거나 펴는 동작은 한 쪽의 근육과 다른 쪽에 위치한 길항근(동시에 서로 반대되는 작용을 하는 근육)이 상호작용을 하기 때문에 일어난다. 횡격막이 우리 몸의 '통풍구' 역할을 하면서 위로 올라갔다 아래로 내려가는 원리도 마찬가지이다. 그래서 깊고 편안한 복식 호흡을 위해서는 횡격막이 자유로이 움직이는 동안 길항근은 최대로 이완된 상태여야 한다.

**쪼그린 명상 자세는 몸이 명상하고 편안해지기 위한 복식 호흡에
가장 알맞는 자세다..**

보통 횡격막의 길항근이 배 전면에 위치한 복근(곧게 위 아래로 뻗어 있어 복직근이라고 부른다)이라고 생각하기 쉽다. 길항근이 대부분 이웃한 근육끼리 짝이 되는 데다, 횡격막이 흉부와 복부 사이를 분리하면서 복강을 위에서 덮는 뚜껑 모양을 하고 있는데 비해 복직근은 앞쪽을 보호하는 벽 모양을 하기 때문이다. 게다가 복식 호흡 때 숨을 들이마시

면 횡경막이 아래로 내려가고 동시에 전면의 복근이 반응하면서 배가 불룩 튀어나오기 때문에, 사람들은 이 두 근육조직이 서로 깊은 관련을 맺고 있다고 짐작하는 것이다.

그러나 생체 기계학적으로 보면 배 앞쪽의 복직근은 횡경막의 직접적인 길항근이 아니다. 오히려 복근과 길항 작용을 하는 짝은 정 반대쪽에 있는 몸 뒤쪽 근육이다. 복부에서 횡경막과 길항 작용을 하는 근육은 골반 깊은 곳에 있는 넓적한 근판(筋板)인데, 허리뼈(요추) 맨 위에서 출발해 부채 모양의 장골을 지나 고관절이 구부러지는 부분까지 걸쳐 있다. 이것은 사람이 걷고 달리는 데 중요한 역할을 하는 장요근이라는 근육조직으로, Muscle iliopsoas, 혹은 M. iliopsoas라고 부른다. 내가 애칭으로 Mr.I라고 부르는 이 근육은 골반 안 쪽에 깊숙이 자리하고 있기 때문에 만져지거나 움직임이 드러나지도 않고 직접적인 통제가 어렵다. Mr.I는 횡경막의 중요한 길항근이기도 하지만, 늘어났다 줄었다를 반복하면서 양다리를 번갈아 움직일 수 있게 해준다.

굽 높은 구두를 신었을 때처럼 무리한 자세로 오래 걷거나 달리면 Mr.I, 곧 장요근이 무리를 받아 짧아지고 긴장한다.

한편, 거의 앉아서 대부분의 시간을 보내는 현대인의 생활습관 때문에도 Mr.I는 지속적인 스트레스를 받기도 한다. 앉은 자세일 때 장요근은 잔뜩 단축, 수축된 상태이다. 이런 자세가 장시간 지속되고, 똑바로 서거나 다리를 몸 뒤쪽으로 젖히는 동작을 거의 하지 않으면 고관절이 펴질 기회도, 장요근이 펴질 기회도 적어진다. 근대 산업사회는 편하고

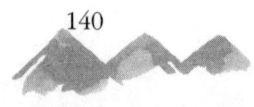

안락한 삶을 추구한다는 명목으로 인간으로 하여금 아깝고 소중한 것을 많이 놓치게 했다. 지금 우리가 이야기하는 골반 속의 Mr.I의 기능과 건강도 그 중 하나이다. Mr.I가 긴장을 받고 단축되도록 조장하는 생활 습관에는 크게 다음 두 가지가 있다.

- 장요근은 상체와 하체, 혹은 대퇴골과 고관절이 90도 각도를 이룬 앉은 자세에서 가장 크게 단축된다.
- 근대에 들어서 신발 굽이 높아진 후로 체중이 발 전체에 고루 실리지 않고 발끝에 몸이 쏠린 자세로 걷는 일이 많아졌다. 그러다 보니 다리가 몸 뒤쪽으로 가는 정도가 줄어들고 관절이 골고루 회전하지 못하기 때문에 장요근은 이완하지 못하고 스트레스와 긴장을 받는다.

내가 굳이 해부학적인 사항까지 들먹이며 장요근의 위치와 기능을 설명한 이유는, 이 길항근이 현대에 들어서 지속적으로 긴장되어 있기 때문에 횡경막이 아래로 제대로 내려가야 이루어지는 심호흡이 순조롭게 일어나지 못한다는 점을 여러분에게 이해시키기 위해서였다. 장요근은 꼿꼿이 서 있을 때 고관절이 일직선으로 펴지면, 또 다른 스트레스 성 긴장을 받게 된다. 그러나 쪼그린 자세처럼 허벅지를 상체에 가깝게 접을수록 아래쪽 골반에 가해지는 압력이 약해지기 때문에 장요근도 긴장을 덜 받게 된다. 그러므로 몸을 접고 웅크린 자세에서 숨을 들이쉬면 횡경막이 복부 쪽으로 더 많이 내려갈 수 있다.

그러므로 서 있을 때도 무릎과 고관절을 약간 구부리고 있는 편이 좋다. 그래야 숨을 들이쉴 때 횡경막이 부풀면서 아래로 내려가고 복식호흡이 이루어지는 데 더 편안한 환경이 조성된다.

이제 여러분은 명상을 할 때 어째서 바닥에 쪼그리고 앉거나 몸을 낮은 자세로 굽혀야하는지 잘 알 것이다. 이 자세에서 장요근이 가장 편안히 이완할 수 있고 골반 밑에서 올라오는 압력도 해결되기 때문에 횡경막이 가장 크게 부풀면서 숨이 최대한 깊게 들어올 수 있기 때문이다. 또 하나 유의해야 할 점은, 쪼그린 자세에서 허벅지가 앞배를 너무 세게 누르지 않게 하는 것이다. 그래야만 배 앞의 근육(복직근)이 최대한 이완할 수 있다.

반복적인 호흡 양식과 정도에 따라 몸을 구부려 접은 자세는 반복명상에서 가장 중요한 역할을 하는 기본요소이다. 숨을 들이쉬고 내쉬는 일에 집중하다 보면 그 리듬 때문에 몸이 하나가 되어 반응하고, 몸 전체가 결정체로 응집하는 듯한 변화를 겪는다. 웅크린 자세 덕분에 들숨과 날숨은 더욱 편안히 교차하고 몸과 마음은 어느덧 숨결을 따라 하나의 중심으로 모여든다.

생활 속의 건강 지킴이 반복명상

뱃멀미도 반복명상으로 씻은 듯이

한 번이라도 뱃멀미를 경험해 본 사람이라면 살면서 다시는 그런 경험을 하고 싶지 않을 것이다. 특히 장기간 배를 타고 여행을 해야 할 경우, 한 가닥 희망의 빛도 보이지 않는 이 끔찍한 신체적 고통을 견디다 못해 얼른 여행을 끝내고 싶은 마음만 굴뚝같다. 정신이 아찔할 만큼 메스껍고, 정말 구토가 일어나기도 한다. 끝없는 불쾌감과 혼미함의 연속이다. 멀미에 좋다는 별의별 방법을 다 써보아도 효과가 없다. 멀미약으로도 진정이 안되면 급기야는 마른 빵을 씹으면 좋다는 뱃사람들의 어설픈 '비결' 마저도 지푸라기 잡는 심정으로 열심히 따라할 지경에 이른다.

몸과 마음은 물론 위의 모든 것이 가만히 있질 못하고 출렁대는, 안정과는 거리가 먼 상황이다. 이 때 반복명상으로 피도기 올라갔다 내려갔다 하는 움직임과 우리 몸의 들숨과 날숨을 교묘하게 일치시켜보자.

위 아래로 오르락내리락하는 흔들림(진동)이 불쾌감을 줄 때는, 오히려 그 파동에 몸을 맡기고 의식적으로 그것의 율동을 타고 호흡해야 거기서 받는 충격과 이질감을 줄일 수 있다. 파고가 최고점에 이르렀을 때는 숨을 내쉬고 최저에 내려오면 숨을 들이쉰다. 흔들림이 훨씬 덜하고 몸이 외부의 진동을 거의 느끼지 않을 것이다. 이것은 심리적으로 수면이 위 아래로 흔들리는 낙차를 덜 인식함으로써 바다의 공격을 약화시키고, 귓속을 맴돌던 어지러운 소용돌이를 멈추게 하는 방법이다.

파고에 박자를 맞춰 숨을 들이쉬고 내뱉는 작용으로 몸이 전반적으로 이완되며 귀속의 평형감각도 안정을 되찾는다. 게다가 호흡과 파도가 어울릴 때 생각문구를 하나 덧붙여준다면, 죽고 싶을 만큼 괴로웠던 심정도 조금씩 나아진다. 머릿속의 생각은 긍정적인 희망으로 가득 차고 결코 끝날 것 같지 않던 바다 위의 풍랑 속에서도 밝고 따뜻한 햇살을 기대할 수 있게 된다.

호흡과 파도의 출렁임에 맞추어 반복명상을 하기에 딱 좋은 장소는 배 밑바닥의 중심부이다. 물리학적으로 이곳이 파도의 높낮이가 가장 덜 느껴지는 장소라고 한다.

반복하는 말로 생각을 집중시킨다

아이가 엄마에게 묻는다. "엄마, 자꾸 생각을 하지 않으려면 어떻게 해야 돼?"

그렇다. 우리는 아이의 질문처럼 머릿속에 온갖 잡생각이 끊임없이

떠오르는 현상을 너무나 잘 알고 있다. 생각들은 마구잡이로 떠올라 심지어 "생각쓰레기"라고 불러도 좋을 만큼 성가시다. 일상생활에서 생기는 자질구레한 근심걱정들이 우리의 발목을 붙잡는다. 그뿐만이 아니다. 서구적인 사고방식은 아직 한참이나 먼 미래의 일까지도 계획이라는 이름 하에 미리 앞당겨 걱정하게 만들고 있다. 한 치 앞도 내다볼 수 없는 인간이 스트레스까지 받아가면서, 현실이 될지 안 될지 모를 일에 목을 빼고 있는 형편이다. 그래봤자 어둡고 부정적인 생각만 머릿속에 차고 넘칠 뿐이고, 제대로 된 생산적인 생각이 나오려다가도 걱정과 근심에 통로가 꽉 막혀버린다.

하지만 동양은 대체로 좀 다르다. 미래에 대한 비전 따위는 그다지 중요한 것이 아니다. 인도의 힌두교 인들은 미래에 취할 행동이나 사건에 대해서는 전혀 언급하지 않는다고 한다. "aj[아쥐]"라는 말은 지금, 현재를 뜻하는 반면 "kal[칼]"은 과거형이나 미래형 동사와 더불어 쓰일 때만 어제, 혹은 내일을 뜻한다고 한다. "aj"는 끝간 데 없이 드넓은 "시간의 대양" 속에서 "지금"을 뜻하는 가장 생생한 표현이지만, "kal"은 그저 어림잡아 말하는 "어제"나 "내일"의 뜻이다.

"aj"는 "그 순간"처럼 과거나 미래에 일어난 일에 대해서도 가장 살아있는 현장감을 줄 수 있는 말이다. "그 때 년 무척 행복했지"라든가 "어느 순간 당신은 올 것이다"라는 말처럼.

서구적인 사고방식에 젖은 경영인이 아시아에서 기업을 세우고 운영할 때 가장 크게 부딪히는 장벽이 바로 전혀 다른 시간 개념이다. 현지 출신 직원들에게는 지금과 현재만 존재하고, 앞날을 내다보는 질서 정연한 업무 계획 같은 것은 잘 상상이 되지 않는다. 오늘은 오늘 일만 생각하는 사람에겐 겨우 하루 뒤인 내일도 먼 미래의 일이다. 인도의 인력거꾼들은 그날 당장 식구들이 입에 풀칠하는 데 필요한 최소한의 돈을 벌면 더 이상 일을 하지 않는다. 종종 관광객이 손을 들어 한 인력거꾼을 불러도 꿈쩍도 안한 채 다른 인력거꾼을 손짓해 대신하게 하는 광경을 목격한다. 이 사람은 하루동안 벌어야 할 금액을 이미 모았기 때문에 내일이나 훗날을 위해 일을 더해서 돈을 벌 필요가 없다고 여긴다. 앞날을 위한 걱정은 이들에게 낯선 것이다. 카르페 디엠(carpe diem), 지금 이 순간을 즐겨라, 내일을 생각지 말라!

물론 서구식 시간관리가 무조건 나쁜 면만 지니고 있는 것은 아니다. 장기적인 계획과 준비가 없다면 기업이 존립할 수도, 좋은 성과를 낼 수도 없을 것이다. 그러나 얽히고설킨 생각들은 결국 우리를 구속하고 머리를 죄는 비생산적인 스트레스만 잔뜩 쌓이게 한다. 뇌 중추에서 일어난 긴장은 유도 신경의 작용으로 몸 구석구석의 말초신경까지 퍼지고, 따라서 심장을 비롯한 가로무늬근 조직들이 통증을 동반한 경련을 일으키기도 한다.

부정적인 생각들이 밀려들면 자유는 사라진다.

중추의 조정기관이 온갖 주의력을 동원하면 자동적으로 모든 감각기관에 불이 켜지고 정보를 보내기 위한 준비태세에 돌입한다. 요즘처럼 모든 것이 빠르고 시끄럽게 돌아가는 환경에서는 일분 일초도 촉각을 곤두세우지 않고는 살아갈 수 없다. 정보를 받아들이는 뇌는 쉴새없이 하루종일 깜박거리며 경계태세에서 벗어나지 못한다. 슈퍼마켓에 가도, 식당에 가도, 아니면 거리에서도 시끄러운 음악은 쉴새 없이 우리의 귀를 아프도록 울려대고, 요란한 광고의 네온사인은 보고 싶지 않아도 행인들의 눈길을 잡아끈다. 가속도의 세상에서 안정과 이완과 휴식의 시간은 점점 사라져간다. "쥐 죽은 듯 고요하다"는 말이 어울리는 시간을 마지막으로 경험한 적이 언제였던가 싶을 정도이다. 평화와 안식의 시간은 과거의 오아시스처럼 영영 멀어져 버린 걸까?

하지만 이런 정보와 자극의 홍수에서 평온을 지켜낼 방법은 반드시 있다. 그것이 반복명상이다. 특정한 말을 선택해 반복하면서 명상을 해보자. 일명 "뇌 스트레칭"이 이뤄지면서 성가시고 부정적인 생각들이 사라지고 불쑥 불쑥 떠오르던 불안한 생각의 파도도 잠잠해진다. 잔뜩 곤추 서 있던 감각의 안테나도 휴식을 취하고 근심과 불안도 지워진다. 생각은 새로운 창조와 생산의 힘을 얻어 더욱 자유로워진다. 반복명상은 정신적인 훈련이지만, 몸 속에서 일어나는 육체적·생화학적인 과정들을 결정적으로 변화시킬 수 있는 힘을 가진다.

마음속으로 일성한 단어나 짧은 문장 하나를 계속해서 되풀이하면 마음과 생각이 한 점으로 모이고 중추신경계의 흥분 상태도 고도의 집중 상태로 바뀐다. 어떤 단어나 문장을 선택할 것인가는 전적으로 개인적인 취향에 달려 있다. 언어를 되풀이하고 또 되풀이하다 보면 늪, 바다, 하늘, 구름 같은 시각적인 자연의 풍경으로 묘사되는 개인적인 느낌이 드러나기 마련이다. 혹은 시나 소설 등의 문학작품 중에서 나에게 깊은 인상을 남긴 구절이 생각의 결정체 구실을 할 수도 있다. 반복명상은 그것의 형식상 우리 몸에서 두 가지 차원의 일치 현상이 일어나도록 유도한다.

- 짧은 문장이나 간단한 기도문, 시, 노래 가사 등을 계속 반복함으로써 뇌가 어느 한 정점에 집중되고 부정적인 생각이 차단된다.
- 일정한 낱말들이나 문장을 반복하면서 들숨·날숨의 리듬에 맞춰보자. 이렇게 언어를 반복하면 몸이 중심으로 모아지고 머리와 심장이 어긋남 없이 한데 어우러진다.
- 낱말이나 문장을 읊을 때 입 밖으로 소리를 내지 말고 마음속으로만 반복할 것을 유의하자.

마음 속의 소리 없는 대화는 실제로 어떻게 하는지 살펴보자.
생각은 자유롭다(들숨)
누가 그것의 행로를 미리 알 수 있으랴(날숨)
생각은 밤의 그림자처럼(들숨)
지칠 줄 모르고 훨훨 날아간다(날숨)

이번에는 에두아르드 뫼리케의 시 한편을 인용해 보자.
그대는 저 푸르른 하늘지붕에(들숨)

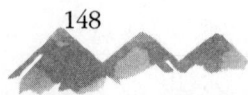

얼마나 많은 별이 있는지 아시나요(날숨)

음표를 붙여 노래로 불러도 좋은 글들이다.

14세기의 영국 신비주의자들은 생각낱말(화두)의 개념을 받아들이고 그것과 관련해 얻은 경험을 『무지의 구름』(C. 월터스 지음)이라는 책에 기록하기도 했다. 생각 낱말, 생각 문구, 혹은 기도문, 주문을 하나의 안내자처럼 따르면 사적인 감정이나 의사는 차단되고, 몸을 경직시키던 걱정과 불안의 악영향도 사라지며 잡다한 생각의 홍수도 가라앉는다.

주변을 조용하게 하고 두 눈을 감는다. 외부로 향했던 모든 촉각을 접는다. 들숨과 날숨에 몸과 마음을 집중하고 호흡의 리듬에 맞춰 스스로 선택한 생각 문구나 기도문(주문)을 마음속으로 외운다. 공기가 자유로이 몸 안팎을 드나들도록 상체를 구부린다. 10분에서 15분 정도 이 연습을 지속하면 다음의 효과가 뚜렷이 나타난다.

- 거북한 흉식 호흡이 편안하고 깊은 복식 호흡으로 바뀐다. 숨결도 느리고 고르게 이어진다.
- 부정적인 생각들은 시워지고 생산적인 창조의 힘이 머릿속을 지배한다.
- 근육과 관절이 이완되고 심장순환계가 안정을 찾아 혈압과 맥박수가 낮아진다.

- 이 순간 시간은 멈추고 온종일 쌓였던 분주함의 흔적도 말끔히 씻겨나간다.

음성 자음이 많이 들어간 생각문구는 외부를 향한 의식을 흡수하여 제거하는 데 뛰어난 효과를 발휘한다. 수행하는 승려들은 이 점을 이용하여 명상으로 자기를 둘러싼 환경과 자기까지 완전히 잊어버리는 무아지경에 도달한다. 어쩌면 그래야만 기도원이나 사찰의 엄격한 규칙

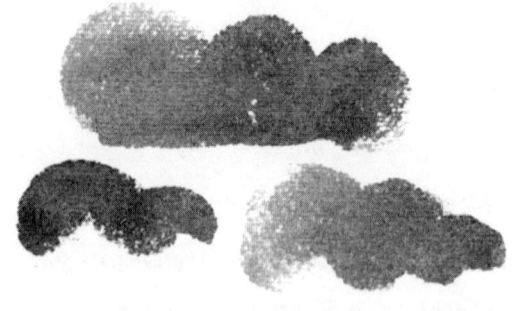

을 견뎌낼 수 있기 때문인지도 모른다. 명상의 자세로 사는 사람의 시간은 보통사람의 시간과 틀려서, 쉴 새 없이 일하지도 않고 무엇이든 서두르지 않는데도 제 박자에 맞춰 차근차근 일이 흘러간다. 어쩔 수 없이 시간에 쫓겨가며 일을 할 때면 손가락 사이로 시간이 빠져나가는 느낌이 들지만, 생활에 명상을 도입하면 시간이 멈춘 듯 느껴지며 한결 여유를 갖고 산다.

명상과 관조를 습관으로 수행하다보면 신과 내가 하나가 되고, 나와

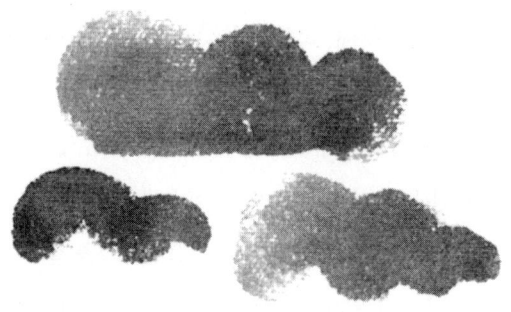

(주체) 네가(객체) 하나가 되는 일을 경험한다. 이것이 다름 아닌 시간을 초월한 상태이다. 이런 상태는 승려들만 다다를 수 있는 것이 아니다. 열심히 명상하고 꾸준히 집중하면 누구나 이런 합일 상태를 경험할 수 있다.

카톨릭에서는 수도승들의 묵상에 로사리오(묵주) 기도법을 병행하기도 한다. 기도하는 사람은 온 주의를 기울여 하나님의 말씀을 듣기 위해 묵주를 돌린다. 또, 성경의 시편을 외어 낭송하는 것도 비슷한 방법론이다. 마이스터 에크하르트도 자주 실천에 옮겼다는 이 "루미나치오(ruminatio)"는 예로부터 시편 구절을 되씹으며 기도하면 신의 섭리와 말씀을 쉽게 이해할 수 있다는 믿음으로 아직도 널리 쓰이고 있다.

그러나 이런 언어 반복 기법이 세상과 동떨어진 수도원에서만 쓰이는 것은 아니다. 비록 한결같이 속도와 경제 원칙에 따라 흘러가는 세상이 제대로 된 이해를 해주지는 않는다 해도, 연극이라는 예술장르에서 이 언어 반복을 시도하고 있다. 변화무쌍한 형태 속에서 이어지는 끊임없는 움직임은 현대 사회를 기리키는 상징이다. 장면에서 장면으

151

로 숨가쁘게 이어지는 무대, 교묘한 온갖 테크닉으로 무장한 젊은 연출가들은 관객들의 모든 감각을 극단에서 극단으로 몰아간다.

　크리스토프 마르탈러가 만든 『결정적 순간 혹은 접대의 기술』이라는 작품에서는 침대를 펴고 접는 반복적인 테크닉이나 붉은 양탄자를 보여주고 그것을 활용하는 방법 등이 관객의 주의를 끌기 위해 고의적으로 쓰였다. 여기서 주목할만한 점은, 떠들썩한 장면들에서 관객들이 오히려 분리감을 느낀다는 것이다. 다른 미디어의 전형적인 작업방식과 판이하게 구별되는 점이다. 연극무대에서는 끝없이 이어지는 반복의 반복으로 언어가 가진 본래의 뜻이 사라진다. 결국에는 말이 갖는 소리의 심상만이 남아 관객의 감정을 건드리고 주의력을 한 점으로 모으는 구심점 역할을 한다. 언어는 이렇듯 악기에 달린 현이 진동하여 하나의 소리를 내듯 몸과 마음, 영혼을 울려 생각을 하나로 모으는 수단이다.

생활 속의 건강 지킴이 반복명상

이명 현상(귀울림)을 극복하자

시끄럽고 요란한 소음이 가득한 현대 사회는 우리의 육체에까지 적잖은 영향을 끼친다. 이런 소리는 몸을 울리고 진동하게 하며 귓속에서 날카로운 메아리가 반복해 들리게 만든다. 이런 귀울림 즉 이명 현상에 시달리는 환자의 수는 날로 증가한다. 귀울림 현상은 서 있든 누워 있든, 걷거나 쉴 때도 끊임없이 트럭 지나가는 소리가 귀에 울리는 것처럼 고통스러운 일이다. 이런 현상이 장시간 계속되었을 때 심장과 뇌를 비롯한 몸 전체가 받을 스트레스가 얼마나 클지 짐작이 되고도 남는다.

스트레스 때문에 경보 상태가 지속되면 부교감신경이 안정과 이완의 기능을 제대로 발휘할 기회가 생기지 않는다. 교감신경이 모든 감각기관과 자극전달경로를 촉진하고 맥박과 혈압, 주의력을 최대 상태로 올려놓은 뒤 고삐를 늦추지 않기 때문이다. 결국 팽팽한 긴장을 견디다 못한 몸과 마음은 과부하가 걸린 퓨즈처럼 한 순간에 무너져버릴 것이다.

귀울림이 심해지면 어떤 일에 대해 심사숙고한다든지 사려 깊은 행동을 취하거나 외부적인 사건에 차근차근 체계적으로 대처할 능력이 떨어진다. 귀에서 나는 요란한 사이렌 소리가 세상 끝까지 따라다니다 보니, 휴식하지 못한 정신에 차근차근 생각할 여유가 있을 리 없다. 그것도 보이는 대상으로부터가 아니라 자기 귓속에서 나는 소리로부터 도망쳐야 하는 절망적인 싸움이다. 이명증은 그림자가 몸에서 떨어지지 않듯, 지금까지 쉽게 극복되지 않는 증상으로 알려져 왔다. 이명증 환자가 신경과, 정형외과, 이비인후과 등 각 분야의 의학적 진단을 두루 거친 뒤에도 치료가 되지 않았다면, 반복명상과 지구력운동을 병행한 일명, '특급 명상법'으로 돌파구를 찾으리라 확신한다. 명상은 몸을 지배하던 교감신경의 작용을 꺼뜨리고, 부교감신경을 최대한 활성화시키는 역할을 한다. 몸의 경보상태가 안정과 휴식의 상태로 전환되고 귀울림도 진정된다. 이명증이 완화되는 원리를 살펴보자.

- 동맥의 거센 맥박이 가라앉으면서 귓속에 자리한 좁은 동맥에서 일던 소용돌이가 차츰 잦아든다.
- 맥박과 심장박동이 동시에 느려진다.
- 귓속을 흐르는 동맥의 산소 공급능력이 훨씬 향상된다.
- 혈행이 순조로울 때는 하루에 2~3리터는 족히 될 정도로 동맥의 혈액 순환이 원활해진다.

지구력운동과 반복명상은 이명증에 시달리는 환자들에게는 구세주이자 희망이다. 날카로운 신경도 안정을 되찾고 몸은 편안히 이완되며, 더 이상 귀를 울려대던 소음도 들리지 않는다. 이제 소중한 고요와 휴식을 새삼 깨달을 수 있다. '혀 스트레칭'도 이명증 치유에 더욱 도움이 된다. 혀 스트레칭은 혀를 위로 말아 올려 입천장에 대고 7초 이상 누르는 동작이다. 반복명상에 병행하여 여러 번 반복한다.

반복적인 신체동작을 통한 명상법

반복적인 신체동작으로 명상을 한다? 말 그대로 똑같은 반복동작으로 몸을 계속 움직이면 몸 전체가 명상효과를 경험한다는 뜻이다. 신체동작의 리듬은 양면을 가진 동전, 혹은 빛과 어둠처럼 양극 사이에서 교차한다.

- 긴장이 있으면 이완이 있다.
- 들숨은 날숨으로, 날숨은 들숨으로 바뀐다.
- 왼쪽을 향한 진동이 있으면 오른쪽을 향한 진동도 있다.

지금부터 여러 가지 반복적인 신체동작을 자세히 살펴보기로 하자. 우선 가장 중요한 것이 들숨과 날숨인데, 호흡은 몸을 한 점에 모으고 머리와 심장을 연결시켜준다는 전에서 핵심적인 기능을 한다. 압박감이 생기는 상황에서도 호흡의 단순한 리듬에 집중하면 두려움이나 불안이 사라진다. 짧고 가쁜 호흡으로는 무슨 일이든 좋은 성과를 내기 어렵다.

또 생각문구와 호흡의 리듬을 일치시키는 방법과 다리를 좌우로 움직이는 것도 안정을 되찾는 데 효과가 있다. 걸으며 명상하는 법은 앞에서도 (제 3장 60페이지 참조- 야고보의 길) 서술한 바 있다.

장거리 달리기 선수들이나 조깅을 하는 사람들은 종종 호흡과 다리의 움직임이 만들어내는 반복적인 리듬을 통해 산만한 정신을 하나의 점에 집중하고 명상을 한 것처럼 편안한 상태에 이르기도 한다. 달리기를 시작한 지 3분에서 5분 정도가 지났을 뿐인데도 명상이 주는 안락함이 느껴지고 머릿속에서는 창조의 힘이 솟구친다. 풀리지 않고 남아 있던 문제들도 순식간에 놀라운 해결법을 찾을 수 있다. 만약 걸어다니면서 세미나와 회의를 할 수만 있다면 까다로운 마찰도 풍부해진 상상력 덕분에 쉽게 풀리고, 훨씬 성공적이고 생산적인 결과를 기대할 수 있을지 모른다. 거울을 바라보며 도약대 위를 반복해서 점프하면 다리의 반복적인 율동 때문에 명상의 효과가 나타난다.

책 앞머리에서도 말했듯이 우리는 명상의 기초를 배우고 세상에 태어난다. 그래서 모든 엄마는 아이가 울 때 팔에 안고 좌우로 흔들어주어 편안함과 안정감을 느끼게 한다. 아기가 누워 자는 요람도 이런 원리에 따라 좌우사방으로 흔들리게 만들었다. 어른이 되어서도 마찬가지이다. 반복적인 신체동작을 안정으로 직결시키는 물건이 있다면 나무에 매단 그물침대나 흔들의자가 대표적인 예이다. 의자에 앉아 흘러가는 구름에 정신을 집중시키면 명상은 깊어진다. 괘종시계의 흔들리는 추를 바라봐도 잡생각은 사라지고 오히려 시간이 멈춘 듯 느껴지기도 한다.

옛날 증기기관차를 경험해 본 어른들은 쇠바퀴가 철로에 부딪힐 때마다 내는 규칙적인 소리를 듣고 승객들이 곤히 잠들곤 했다고 말한다. 겨울이 오면 추위 때문에 철로의 마디가 짧아지고 틈이 벌어져 바퀴가 부딪치며 덜컹덜컹 하는 규칙적인 박자가 더욱 선명하게 들려왔다고 한다.

또 우리 할머니들 세대는 임신중에 털실로 뜨개질을 하거나 코바늘로 레이스를 뜨면서 마음을 가라앉히곤 했다. 손뜨개질은 손과 손가락이 반복적으로 움직이는 동작이므로 이 때도 역시 생각이 집중되고 몸이 편안해지는 효과가 있다. 손발을 놀려 무언가를 열심히 닦고 문지르는 행위도 마찬가지이다. 부지런히 일을 하려는 적극적인 감정도 생기지만, 편안한 이완도 느껴진다. 왼쪽 오른쪽으로 번갈아 팔을 움직이며 다림질을 하는 것도 긴장과 스트레스를 푸는 데 효과적이다. 이런 가사일은 누군가 옆에서 칭찬하고 인정해주는 말을 해주면 몸에 붙은 긴장이 훨씬 더 잘 풀리고 기쁨도 느낄 수 있다. 생산적인 행동은 직접적인 원조를 얻었을 경우 더욱 순조롭게 유발되기 때문이다.

뜨개질, 레이스, 청소는 반복명상의 다른 이름이다.

지금까지 어떤 움직임들이 명상의 효과를 가지는지 살펴보았다. 하지만 이런 모든 움직임이 춤이라는 형태와 결합되었을 때는 기대 이상의 효과가 발휘된다. 다음 단락에서는 춤과 명상에 대해 알아보자.

되풀이되는 춤, 춤, 춤

앞서 여러 번 이야기했듯이, 인간이 어머니의 뱃속에서 경험하는 원초적인 감각의 형태는 반복적인 진동이다. 그래서 커서도 비슷한 종류의 감각을 경험하면 자연스레 모체 속에서 겪었던 안정과 이완을 몸 전체에 느끼는 것이다. 인간의 이런 본능을 십분 이용한 것이 바로 반복명상이다. 춤도 마찬가지여서, 여러 악기가 만들어내는 반복 리듬과 진동, 팔과 다리를 비롯한 몸 전체의 움직임이 들숨과 날숨에 일치되어 반복을 거듭할 때 사람의 몸은 충분히 이완되고 명상과 유사한 상태에 든다. 춤추는 사람을 명상으로 이끄는 요소는 다음과 같다.

- 반복음이나 리듬을 가진 음악, 혹은 북소리 등의 타악기 연주
- 팔, 다리, 몸 전체의 반복적인 움직임
- 들숨과 날숨의 반복되는 교차리듬

원시민족들은 생활에 필요한 기초적인 표현들을 계속되는 북소리에

맞춰 손뼉을 치거나 발을 굴러서 하기도 한다. 이 원초적인 울림은 피부만 진동시키고 지나가는 것이 아니다. 그 소리는 실제로 우리의 심장을 울리고, 심지어 죽음에까지도 이르게 할 만큼 강하게 몸을 관통한다. 아프리카의 어떤 종족들은 사형을 선고받은 죄인을 나무에 묶어놓고 몇 일간 끊임없이 북소리를 들려주는 형벌을 내린다. 그게 무슨 벌이냐고 할지 모르겠지만, 이렇게 한시도 쉴 틈 없이 울리던 북소리가 갑자기 뚝 그치면 죄인의 숨이 끊어지기 일쑤이다. 어쩔 수 없이 들어야 하는 북소리가 스트레스를 유발하고, 겨우 버티던 심리적 저항도 결국 한순간의 충격으로 몸 전체의 면역체계와 함께 와르르 무너져버리기 때문이다.

반복적인 요소는 이른바 중세에 있었던 춤 전염병을 떠올리게 한다. 어느 시대이든 말기가 다가오면 인간의 모방 심리 때문인지 만만찮은 춤 전염병이 도지곤 했다. 이런 춤에 대한 열광적인 몰입은 종종 군중 히스테리로 탈바꿈하기도 했다. 최근 유행한 테크노댄스의 열풍을 이런 현상의 일환으로 해석하는 것도 무리는 아닐 것이다. '암흑의 시대'라고 불린 중세에는 독극물을 먹고 마시는 것에 그다지 겁을 내지 않았다. 벨라도나와 흰 독말풀처럼 알칼로이드 성분(아트로핀, 스코폴라민 등)을 함유하고 있는 일부 가지과 식물은 자율신경계에 직접적으로 영향을 미쳐 경련과 불안 등의 흥분상태를 유발하기도 한다.

중세인들은 이런 '약 몽둥이'로 얻어맞은 상태에서 미친 듯이 춤을 추다가 거의 혼수에 가까운 도취상태로 춤잔치를 끝내곤 했다. 이미 이런 행위를 하면서 당시의 암울했던 삶의 고단함과 단조로움을 견뎌냈을지 모른다. 혼수와 도취상태로 치자면 13세기 남부 이탈리아의 아풀리아 주에서 유행했던 타란텔라 춤도 비슷한 성격을 지닌다. 그래서 아직도 유럽에서는 무언가를 미친 듯이 하는 모습을 보고 "타란툴라에라도 쏘였나"라는 말을 하는 이유가 여기 있다. 타란툴라는 유럽 남부지방에서 온 큰 독거미인데 옛날에는 이 거미에 물리면 타란텔라 춤을 추는 것처럼 온 몸을 경련하는 무도병에 걸린다고 생각했다. 타란텔라 춤의 반복적인 신체 움직임은 다른 이들에게도 따라하고 싶은 충동을 느끼게 하며 시간이 갈수록 주변을 열광적인 분위기로 몰아간다.

다시 북소리의 영향력과 춤의 이야기로 돌아가자. 감정적인 고조와 흥분의 대표적인 예는 아메리카 인디언들의 의식이다. 그들은 장시간 북소리에 맞춰 스타카토로 손뼉을 치고 팔다리를 구르며 거의 최면상태에 빠진다. 또 나바호족 인디언의 노래와 춤이 어우러진 동작도 마찬가지이다. 나바호족은 무릎을 꿇은 채 원을 그리면서 "헤, 야, 헤, 야, 헤, 야" 하는 노래 리듬에 맞춰 똑같은 손동작을 되풀이한다.

발리에 갔을 때 50명의 남자들이 둥글게 둘러앉아 벗은 몸을 이리저리 흔들며 추는 전통 군무 케착 댄스를 본 일이 있다. 그들의 목청 깊은 곳에서 울려 퍼지던 노랫소리가 아직도 귓가에 남아 있다. 동물의 울부짖음과 비슷한 소리, 추처럼 왔다갔다 왕복하는 움직임이 어우러진 광경은 반복적인 인상이 응축되어 있었다. 우리가 왜 크게 소리내어 웃을 때 기분이 좋아지고 편안해지는 지도 짐작이 간다. "하하하—"하는 반복과 횡경막의 움직임이 동시에 신체적인 이완을 가져오기 때문이 아닐까?

북아프리카의 베르베르족(Berber : 북아프리카의 지중해 연안이나 사하라 사막에 살고 있는 함 어계(Ham語系)의 종족)이 추는 춤과 튀니지의 결혼식 춤도 같은 맥락으로 이해할 수 있는 동작패턴을 가진다. 영화《마라케시》(모로코의 한 주이자 도시, 여기서는 영화 제목)에서 보았던 춤 장면을 떠올려보아도 좋다. 전형적인 반복구조를 가진 춤이 이어지다 끝에는 깊은 도취상태를 보여주며 장면이 마무리된다. 그리고 신비주의적인 고행의 일환으로 끊임없이 돌고 도는 춤을 반복하는 데르비시(이슬람 승려)의 황홀경도 마찬가지이다. 수행승은 되풀이되는 춤으로 절대자와 신비하고도 몽롱한 합일을 이룬다. 이슬람의 시아파 승려들인 수피(Sufi)들은 그들을 일컫는 명칭과 같은 말인 '수프(Suf)', 즉 흰 양털 옷을 입고서 춤을 추고 고행을 한다.

이미 여러 번 언급한 바와 같이 명상의 효력은 호흡과 팔, 다리 등 신체 일부나 전체가 리드미컬하게 반복적으로 움직이며 음악과 하나로 녹아들 때 가장 최고조에 이른다. 진동하는 북소리를 본능으로 느끼고 몸 전체가 공명판이 될 때 몸에는 세 가지의 이상적인 작용이 영향을 미친다.

- 팔과 몸 전체의 큰 근육 군이 오랜 시간 최대한 활동하므로 지구력운동이 된다.
- 북소리의 전형적이고 반복적인 진동과 심상이 몸을 흔든다.

- 들숨과 날숨이 반영구적으로 반복되며 폐가 끊임없이 운동을 되풀이한다.

최근의 의학적 조사에 따르면, 명상과 지구력운동을 즉시 이어 병행하면 심장과 순환계 질병을 예방하는 이완효과가 최고에 달한다고 한다.

제 3장에서도 말한 바 있듯, 플라멩코 춤은 특히 반복적인 요소가 가장 눈에 띄는 무용이다. 기타의 리드미컬한 음악과 다리가 되풀이하는 스타카토 동작이 서로 상승효과를 일으키며, 손에 든 캐스터네츠가 규칙적인 모티브를 강조한다. 무용수의 동작 하나 하나가 황홀경을 향한 전형적인 과정을 차근차근 밟아 가는 춤이다.

최근의 테크노댄스에서도 비슷한 영향력이 보인다. 황홀감을 맛보기 위해서는 약물을 따로 복용할 필요도 없다. 같은 패턴을 되풀이하는 몸 전체의 움직임, 그리고 같은 모티브가 쉼 없이 반복되는 음악이야말로 그 어떤 환각제보다도 강력한 환각을 불러일으키고 최면상태에 빠뜨리기 때문이다.

비엔나 왈츠는 시대와 방식이 달라도 위의 모든 춤과 일맥상통한다. 왈츠는 반복적인 4분의 3박자에 맞춰 몸 자체의 축을 기준으로 돌고 도는 동선을 통해 편안함과 안정감을 준다. 물론 댄스홀에서 황홀경이나 도취 따위를 느낄 수는 없겠지만, 적어도 비엔나 사람들의 상징인 건강과 행복함의 원천을 찾기는 가히 어렵지 않을 것이다.

몸의 공명

우리 몸은 물질적인 차원에서 크게 고체와 액체, 두 가지의 구성요소로 되어 있다. 고체와 액체는 구조와 밀도가 서로 다르기 때문에 진동을 받아들이고 전달하는 속도에서도 차이를 보인다. 공명은 에너지 주파수와 진동을 받은 물체의 고유 주파수가 일치하고, 복잡한 중간 과정들이 동시에 진행될 때 가장 크게 일어날 수 있다. 음파의 경우 공기 중에서는 1초당 331미터를 가고, 물 속에서는 1,407미터, 강철 등의 고체나 금속에서는 5,100미터를 움직인다. 따라서 구성 성분으로 따지자면 인체는 좋은 공명판의 조건을 갖춘 셈이다. 외부환경과 몸 사이에서는 진동이 생겨나는 진원(음악)으로부터 그것을 받는 수신자(사람, 몸)에게 어떤 성질의 진동이 흐르느냐에 따라 조화와 일치와 공명이 일어날 수도 있고 일어나지 않을 수도 있다.

사이렌이나 자동차 경적처럼 음량이 크고 고음이며 불협화음을 이루고 있는 자극은 고통스럽다고 느껴질 만큼 강력한 경고 효과를 가진다. 진동 주파수와 굴절 정도가 크면 자극의 정도도 당연히 높다.

변화가 많고 갖가지 음색으로 꾸며진 음악을 들을 때는 큰 음량을 가진 소리, 리듬에 강세가 많은 소리가 당연히 가장 귀에 잘 들린다. 실험에서 아직 태어나지 않은 뱃속의 아기에게 브람스와 베토벤의 음악이나 현대 록음악을 들려주자 태아가 불안하게 반응했다고 한다. 특히 베토벤의 〈7번 교향곡〉이나 〈피아노 협주곡 세 5번〉은 자극을 촉진하고 활력을 불어넣는 효과가 뛰어나며 감정적인 동요를 유발하는 대표적인 음악이다. 또, 스트라빈스키의 〈봄의 제전〉은 하모니라고는 찾아보기 어려운 작품으로, 음들은 서로 상충하고 긴장감이 곡 전반을 지배하며 듣는 이의 맥박과 혈압을 높이는 음악이다.

이처럼 특정한 성격을 가진 음악이 들리면 우리 몸의 교감신경이 활동을 개시한다.

- 각기 다른 방향으로 나눠지는 구조를 지닌 음악
- 몇 개 큰 소리의 음들이 들쭉날쭉 튀어 오르는 곡
- 서로 다른 음색이 끊임없이 교차하는 음악

아무리 클래식 음악이라 하더라도 무조건 편안하고 아늑한 작품만 있는 것은 아니다. 클래식 곡도 자극과 흥분을 부르기도 하며 몸이 경보태세에 들어가도록 만들 수 있다.

마찬가지로 동양이나 아프리카의 음악의 경우, 그것이 아무리 명상적인 성향이 강하게 배어든 작품이라 해도 음악적 취향이나 이해력, 교

육 경험이 다른 서구인의 귀에는 안정감이나 아늑한 기분을 주지 못할 수 있다. 그러나 점점 서로에 대한 관심과 이해가 폭넓어지는 요즘에는 이런 음악적 성향의 차이를 서서히 좁혀갈 수 있을 것이라고 본다.

명상은 조용한 환경이 있어야 한다. 그런 환경에서만이 굴절 정도가 낮고 속도도 느린 진동이 주도권을 행사할 수 있다. 바하, 하이든, 비발디, 요한 파헬벨의 음악 중에서 아다지오 악장을 골라 귀를 기울이자. 느린 선율에 들숨과 날숨을 일치시키다보면 1분에 16번 정도로 호흡을 깊게 고를 수 있다. 화학이나 물리학에서 쓰이는 "이성질(異性質) 현상(isomer)"이 음악에서도 적용될 수 있다는 충분한 증거가 여기 있다. 서로 다른 두 물질이 화학적, 물리학적 특성상 그 방식과 양적 측면에서 일치하는 현상을 일컫는 이 개념이 똑같이 나타나기 때문이다. 즉 음악과 호흡이 일지하는 것은, 안정적으로 진동하는 음상이 반복적인 구조를 통해 원초적인 호흡의 박자와 맞물리는 자연스러운 현상이다.

음악과 호흡을 일치시키는 속도와 성격은 우리 스스로가 조정할 수도 있다. 순환계는 우리의 의지와 상관없이 기능을 수행하지만, 일부러

빨리 숨을 쉰다거나 천천히 숨을 쉰다거나 하는 정도의 조정은 가능하다. 음향을 만들어내는 주체와 그것을 받아들이는 사람이 완벽하게 조화를 이루는 경우, 이 일치가 호흡뿐만 아니라 심장 박동에도 옮겨져 영향을 미친다. 토마스 베르니는 『태아의 영혼은 살아 있다(Das Seelenleben des Ungeborenen)』에서 태아에게 미치는 음악의 영향을 조사해서 밝혀 놓았다. 임신 초기부터 비발디와 모차르트의 음악은 태아의 심장 박동을 안정되고 규칙적으로 만들어주기도 하고, 전체적인 운동기능에도 영향을 끼친다는 사실이 드러났다. 그래서 산모는 음악을 들은 아기가 살짝 살짝 팔다리를 버둥대는 것을 느끼기도 한다.

어쨌거나 심장이 우리의 의지와는 전혀 상관없이 독립적으로 움직인다는 것을 다시 한번 확실히 언급해 두자. 우리가 원하든 원하지 않든, 우리 몸에 자리한 이 시계는 정상인의 경우 분당 60회에서 80회 정도를 두근두근 소리를 내며 달려가고 있다. 물론 이 고동 수가 언제나 그대로 유지되는 것은 아니다. 심장 박동은 기쁨, 감격 등의 감정적인 자극이나 춤을 출 때처럼 신체적 움직임에 따라 돌변하기도 한다. 특히 열광적인 춤처럼 극대화된 신체적 표현이 일어났을 경우, 몸 전체가 진동하면서 공명에 따른 심장박동수도 많아진다. 스타카토로 움직이는 다리의 반복적인 동작으로 몸 깊은 곳을 향하는 공명은 더욱 강해진다.

춤출 때 일어나는 일치과정은 음악, 심장, 다리의 율동, 이렇게 세 가지 차원, 세 가지 경로가 각기 반복적인 진동을 일으켜 몸 전체에 영향을 끼친다. 한편 감정적인 부분에서도 몸과 마음과 정신이 다 함께 고

차원의 합일을 이룬다. 춤은 왜곡되지 않은 순수한 감각정보들이 자아와 음악, 율동과 함께 하나로 녹아들 수 있는 신체의 한 표현형태이다. 다만, 사교춤처럼 형식적인 규칙들이 엄격하게 규정되어 있는 경우에는 이런 합일의 경험이 극히 제한되어 나타날 뿐이다.

생활 속의 건강 지킴이 반복명상

심근경색과 뇌졸중 예방

 기원전 4세기. 현재 이탈리아의 시칠리 섬에 있었던 시라쿠사의 왕 디오니시오스는 자기에게 아첨하는 궁신 다모클레스의 머리 위에 칼을 매달아두고는, 아무리 왕으로서 권력과 부를 누리고 있지만, 늘 생명의 위협을 받고 있으며 신변이 불안하다는 걸 보여주었다고 한다. 그래서 생긴 유명한 속담이 바로 언제 닥칠지 모르는 위험한 상황을 일컫는 "다모클레스의 칼"이다. 현대를 사는 우리들에게도 다모클레스의 칼 같은 위험이 있다면, 그것은 뇌졸중이나 심근경색이다. 마른하늘에 날벼락처럼 순식간에 우리의 생명을 빼앗는 무서운 질병이다. 게다가 뇌졸중은 증상이 가벼운 경우라 해도 환자의 건강과 인성을 심하게 악화시키기 때문에 더욱 더 위험부담이 큰 편이다. 중요한 뇌 부위가 약간 손상되었을 뿐인데도, 환자의 신체기능은 현저히 저하되고, 언어 장애와 안면 마비가 일어난다. 활달하고 기백이 넘치던 사람도 힘없는 어린 아이처럼 무능력한 상태에 빠지고 만다.

 병은 고치는 것보다 예방하는 것이 백 배 현명한 방도이다. 특히 시

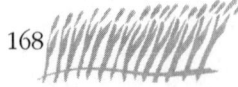

간이 부족할 때일수록, 또 스트레스가 쌓일수록, 요란하고 잡다한 소음과 공해 때문에 행동과 생각에 제약을 받는 때일수록 더더욱 필요한 것이 예방조치이다. 그런 자극들에 반응하여 교감신경이 신체기능을 전면적으로 장시간 지배할 때, 뇌졸중과 심근경색 등의 질병에 노출될 가능성이 높아진다. 교감신경이 신체기능을 주도할 때는 스트레스가 분출될 가능성이 차단되고, 흥분상태가 정상으로 돌아가지 못하여 건강에 해로운 작용들이 일어난다.

- 맥박이 높아지고 산소 소모량이 급격히 증가한다.
- 부담을 견딜 수 있는 체력이 약해지고 능률도 떨어진다.
- 혈압이 높아지기 때문에 동맥경화의 위험률이 높아진다.
- 몸 전체에 공급되는 산소 양이 적어진다.

이런 상황이 되면 몸 여기저기에 경고 신호가 나타나지만, 안타깝게도 이런 신호들은 여러모로 무시되곤 한다. 이성은 몸 속의 모터가 과열된 것을 감지하고 회전속도를 낮추려고 하며 부교감신경을 일깨워 회복과 휴식 모드로 전환시킬 여지를 마련코자 한다. 부교감신경은 교감신경의 작용을 잠재우고 상쇄하는 길항 작용을 한다. 그래야만 생체기능과 에너지 교환이 다시 안정된 구도로 흘러갈 수 있기 때문이다. 부교감신경은 날뛰는 말을 고삐에 붙들어매고, 추락 직전의 자동차를 구해내어 다시 정상궤도에 올려놓는 구조대와 같다. 무교삼신경이 수행하는 역할은 다음과 같다.
- 맥박과 혈압을 떨어뜨려 순환계 전체를 안정시킨다.
- 호흡을 깊고 고르게 안정시킨다.
- 몸 전체의 근육을 이완하게 한다.
- 몸 구석구석에 산소 공급이 원활하게 이루어지게 한다.
- 부정적인 생각들을 차단하고 새로운 창의력을 북돋아준다.

최근 미국에서 행해진 일련의 연구 결과에 따르면, 교감신경의 작용을 가장 효과적으로 차단하는 방법은 생활 속의 위험한 순간들마다 명상 기법을 조직적으로 반복 실천하는 것이라고 한다. 또한 이 책에서 거듭 말하듯 교감신경의 작용을 상쇄하기 위한 방법으로 반복명상과 지구력운동을 함께 병행함으로써 질병 예방을 위한 명상의 효능이 배가될 수 있다. 지구력운동이 예방 의학적인 효과로는 단연 으뜸이라는 사실은 오래 전부터 많은 사람들이 알고 있는 일이다. 주 4, 5회 이상 30분씩 걷기나 조깅, 노젓기(조정) 등을 하면 심장 순환계 질병이 발생할 확률이 반으로 줄어든다.

지구력운동과 반복명상은 심근경색과 뇌졸중을 막는 최고의 예방책이다.
달리기를 하고 난 뒤나, 자전거, 등산 후에 곧바로 15분 내지 30분 가량 집중적으로 반복명상을 하는 습관을 들이자.
- 힘들여 움직이고 난 뒤 곧바로 조용한 곳에 자리를 잡고 눕거나

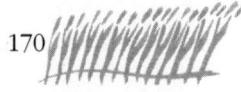

앉는다. 몸에 힘을 빼고 눈을 감는다.
- 마음속으로 생각문구를 읊거나 반복적인 음악을 들으며 그 율동에 들숨과 날숨을 일치시킨다.

그럴 때, 몸은 부교감신경의 진정기능으로 최대한 빠른 시간 내에 휴식을 취하고 충분히 회복할 수 있다.
- 호흡이 깊어지고 안정된다.
- 맥박이 느려지고 혈압이 낮아진다.
- 몸 전체의 근육이 편안하게 이완하며 회복된다.
- 창조적이고 새로운 생각들이 샘솟고 뇌 기능이 활성화된다.

한마디로 지구력운동과 반복명상은 몸과 마음, 정신을 가장 튼튼하게 하고 질병으로부터 자유롭게 하는 예방접종이다. 또 어떤 종류의 운동을 하든 완전한 회복이 뒤따른다면 몸이 부담을 받지 않으므로 다음 운동 시간이 기다려질 것이다. 스트레스 호르몬이 분비되는 것에 적절히 대항할 능력도 생긴다. 더 나아가, 운동과 반복명상을 병행하는 일이 습관화되면 긴장과 압박을 느낄 만한 상황에서도 스트레스 자체를 아예 덜 받게 된다.

'뱃속의 나비'와 교감신경 — 뱃속에서 나오는 생각이 진짜 있을까?

최신 의학 조사를 통해 우리가 내리는 중요한 결정들이 정말로 배에서 나오기도 한다는 것이 밝혀졌다. 인체의 머리와 배는 지금까지의 의학적인 경험이 증명해온 것보다 훨씬 더 깊은 관계에 놓여 있는 것이다. 복부에는 신경조직과 수많은 신경절들이 그물처럼 얽혀있고, 특히 윗배에는 태양에서 햇살이 뻗어 나오는 것 같은 모양의 신경 묶음(태양신경총 : 위 뒤쪽의 신경마디 중심, 복강 신경절이라고도 함)이 자리잡고 있다. 이 집중된 신경 마디에서 많은 결정과 생각들이 영향을 받기 때문에 배에서 생각이 나온다고 말해도 과언이 아니다. 신경 생물학자인 미하엘 거숀은 연구를 통해 우리의 배가 제 2의 뇌 역할을 한다고 주장했다. 이 두 번째 뇌는 자체로서 신경 체계를 갖춘 덕에 머리에 있는 두뇌와 대등한 기능을 발휘한다. 일 천 개에서 이 천 개의 신경섬유가 두 번째 뇌와 작은 창자에 있는 1억 개의 신경세포를 연결하고 있다.

복강 신경절은 꽤 민감하고 중요한 신경 중추이기 때문에, 권투 시합에서 상대를 단번에 링 바닥에 쓰러뜨리기 위한 방편으로 이 곳을 집중적으로 공격하기도 한다. 때에 따라서 이 곳이 타격을 입으면 생명이 위태로워진다. 교감신경이 극도의 경계령을 내리고 온 몸을 흥분상태로 몰고 가면 근육들은 심하게 수축된다. 이 현상은 심장도 예외는 아니어서 갑작스런 변화를 이기지 못한 심장 근육이 제 기능을 수행하지

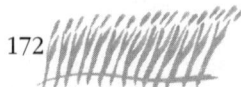

못하고 멈출 수도 있기 때문이다.

　영어나 독일어의 독특한 표현인 "뱃속의 나비"도 말하자면 이 복강에 모인 신경절, 즉 태양 신경총에서 날개를 펄럭이는 셈이다. 좋아하는 이성 앞에서나 위기를 느끼는 상황에서 상대방과 눈길 한번 마주쳐도 "나비"는 날개를 퍼덕이며 흥분을 일으킨다. 교감신경의 결투와 도피에 대한 반사기능이 발단이 되어 복부에 있는 태양 신경총이 사방으로 경보 신호를 보낸다. 집중적인 연결구조를 한 태양신경총은 교감신경의 자극전달경로와 긴밀하게 연락을 주고받으며 교감신경과 부교감신경의 길항 작용을 비롯한 전체 자율신경계를 조절하는 중요한 역할을 맡는다.

　태양 신경총의 상태는 명상에 중요한 역할을 한다. 이 신경 중추의 해부학적 위치가 복부에 자리하고 있는 터라 공기펌프 작용을 하는 횡경막, 그리고 호흡에 미치는 영향이 무척 크기 때문이다.

　스트레스 상태의 자율 신경인 교감신경의 지배하에서는 몸의 모든 정보가 활동과 기능, 긴장에 맞춰져 있고 호흡이나 횡경막 움직임도 마찬가지이다. 이런 조건을 고려하고 여러 가지 상태를 종합해 평균을 내면 보통 깨어 있을 때 사람이 1분 동안 쉬는 숨은 16번 정도라고 한다. 그러나 극도로 격심한 운동을 하거나 긴장한 상태가 되면 최고 60회까지 상승하며, 반대로 명상 상태에서는 현저히 낮아져 1분에 4회 정도로 그치기도 한다.

　명상 상태에서는 횡경막의 움직임 횟수도 줄어들어, 이웃한 태양 신경총 역시 기계적인 자극을 훨씬 덜 받는다.

일찍이 테오파스투스 폰 호엔하임(1493~1541), 일명 파라셀수스는 사람의 영혼이 갖는 생명력이 몸 한가운데 위치하리라 추측했다. 파라셀수스는 특히 위문(胃門), 즉 심와(心窩―명치를 이르는 말)를 집중적으로 연구했는데, 위장과 심장이 거의 맞닿아 있는 이 부위가 바로 사람들의 생각과 이해력이 판단되고 조정되는 부분이라고 여겼다.

18세기 후반에 들어서자 생각의 중심부가 두뇌라는 관점이 더욱 두드러졌고, 계몽주의에서 낭만주의로 넘어가는 무렵에는 의식이 일어나는 소재지가 영구 불변 '머리'라는 견해가 확고하게 자리를 잡았다. 그러면서 배는 감성이나 불가사의한 영혼이 비롯되는 장소로 국한되었다. 동물적인 감성을 중시하는 최면술이 풍미하던 19세기에는 머리가 중심이 되는 두뇌 체계로부터 눈길을 돌려 배에 있는 뇌와 태양 신경총에 다시금 관심이 쏠렸다. 하지만 20세기에 들어 병적일 만큼 머리에 집중하는 '두뇌의 시대'가 도래했고 자연과학은 중추 신경계와 뇌 연구로 장단을 맞추었다. 그래서 복부 주위는 온통 음식물을 받아들이고 먹고살기 위해 있어야 하는 소화관들이 지나는 장소로 또 다시 폄하되었다. 심리적인 과정들은 모두 높으신 머리가 도맡아 해결하는 것으로 결정되었고, 사람의 성품 또한 머리로 모두 결정된다고 믿었다.

그러나 몸과 감성과 지성은 전혀 뗄 수 없는 한 덩어리로 봐야 한다. 그 중 하나라도 분리하면 나머지는 제대로 기능을 발휘할 수 없다. 인체, 혹은 한 사람의 전체는 각 부분을 단순히 합한 것 이상의 유기체이

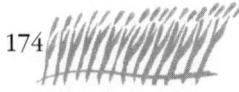

기 때문이다. 이 유기적인 '모자이크'에서는 머리도 배도 중요하며, 호흡 없는 심장은 상상할 수도 없다. 이런 협동과 합동의 체제 안에서 스트레스는 활동과 작용의 중요한 특징이자 특별한 의지가 없어도 몸 구석구석의 체세포에 반사적으로, 자동적으로 전달되는 직접적인 자극이다.

  그러나 이와는 정반대로, 명상을 위한 안정과 이완은 자동성과는 전혀 거리가 멀다. 이완은 반사궁을 통해 저절로 생겨나는 것이 아니라 의식적으로 열심히 노력하고 우리 스스로가 찾아서 가꾸고 일구어야 하는 건강의 필수요소이다.

생활 속의 건강 지킴이 반복명상

일광욕을 건강하게

뜨거운 태양 아래서 구릿빛 피부를 가꾸는 일은 생각만 해도 즐겁고 좋은 일이다. 다만 자칫 잘못하면 건강을 위해 시작한 일광욕이 그냥 일광욕으로만 끝나지 않을 수도 있다. 엎드려 있을 때는 자세 때문에 심장과 순환계에 지나친 부담을 줄 수 있고 다른 한편으로 파괴된 오존층을 뚫고 내리쬐는 자외선에 지나치게 노출되어 해로울 수 있다. 이렇게 되면 피부색소가 거칠어지고 이것이 다른 부위로 전이되면 몸 전체가 회복 불가능한 혼란을 겪을 수도 있다. 일광욕 역시 지나치면 건강을 해친다. 그러나 혈압과 맥박에 주의하고 머리가 열을 받지 않도록 하며 유쾌한 기분이 느껴질 정도로만 일광욕 시간과 태양 광선의 강도를 조절하면 효과적인 휴식방법 중의 하나가 될 수 있다.

일광욕에 반복명상을 병행하면 더욱 더 이런 휴식 효과가 커진다. 몸과 마음을 호흡에 집중하고 생각문구와 반복적인 조용한 음악으로 편안히 긴장을 푼다. 일광욕이 훨씬 즐겁고 안전하며 유익해진다.

- 더운 날씨에도 심장, 순환계 전체가 안정을 잃지 않는다.

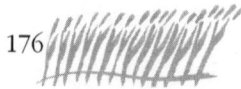

- 몸 전체의 근육이 이완된다.
- 생각과 기분이 유쾌해지고 긍정적인 아이디어가 샘솟는다.
- 시간의 무게에서 벗어난다. 나를 둘러싼 시간이 멈춘 듯이 편안해진다. 하지만 그렇다고 해서 너무 오래 햇볕에 누워 있다가 화상을 입지 않도록 주의하자!

08

음악, 음악, 음악 :
호흡, 박자, 소리와 함께 하는 반복명상
(헤르만 라우에)

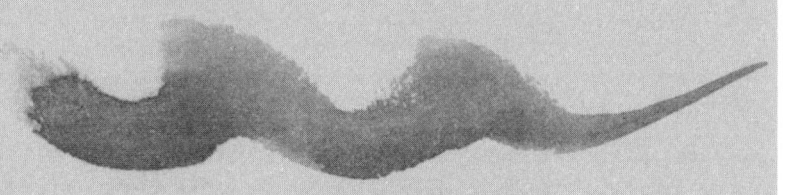

음악, 음악, 음악 :
호흡, 박자, 소리와 함께 하는 반복명상(헤르만 라우에)

음악은 반복명상의 전체 맥락에서 아주 중요한 역할을 하는 요소이다. 게다가 사람은 누구나 인생의 특별한 순간들과 관련이 있는 특별한 음악을 하나 이상씩 가지고 있다.

어쩌면 그런 순간들은 댄스 교습시간에 만난 어떤 사람이라든가, 파티에서 알게 되고, 사랑하게 된 사람과의 만남일 수도 있다. 그런 상황과 연관된 음악은 우리의 영혼과 마음 깊숙이 파고들며 절대로 잊혀질 수 없는 기억의 한 부분을 장식한다. 그 음악은 언제나 우리 몸 속에서 울리며 살아가는 내내 우리 곁을 떠나지 않는다. 이런 음악을 가리켜 '내 인생의 음악' 혹은 '나의 음악' 이라고 일컬어도 무리는 아닐 것이다. 이 음악이 들리면 우리 마음은 열리고, 감정이 동요하며 쾌활하고 편안하며 이완된 느낌을 갖는다. 걱정거리들도 잠시 잊혀지고 긴장도 스르르 풀리며 긍정적인 정신의 에너지와 감정이 물결치듯 샘솟는다. 어떤 일이든 해낼 수 있을 듯한 용기와 의욕이 피부로 느껴진다. 이처럼 생활의 경험과 직접 관련된 음악의 힘이란 우리가 특별히 애를 쓰시 않아도 불러낼 수 있는 강력한 것이다.

　음악의 마력이 가장 큰 힘을 발휘하는 것은, 그것이 호흡의 원초적인 리듬과 일치하는 리듬을 가졌을 때이다. 앞으로 그런 음악을 몇 가지 예로 들어가면서 설명해보겠다. 여러분도 각자 스스로에게 맞는 편안한 음악을 선택할 수 있길 바란다.

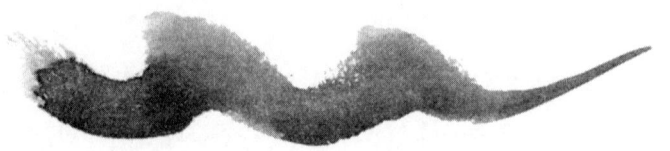

　그러나 여러분이 늘 음악에 귀 기울이고 거기에서 영향을 받을 준비가 되어 있지 않다는 점을 고려해야 한다. 우리는 그날 그날의 상황에 따라 때로는 많이, 때로는 적게 음악을 향해 열려 있다. 그것은 아무리 피부 깊숙이 스며들면서 잊혀진 기억에 생명을 불어넣는 '나의 음악'이라 해도 마찬가지이다. 그러니 나의 인생에서 어떤 의미가 있는 음악을 들었는데도 몸과 마음이 별로 반응하지 않는다고 너무 실망하지 않길 바란다. 그럴 경우에는 울림과 박자가 풍부하고 가락이 순환되는 반복적인 음악을, 오히려 개인적인 경험과 특별한 관계가 없는 음악을 듣는 것이 좋다. 이 책에 딸린 CD에 들어 있는 음악들이 좋은 예이다. 그 중 몇 곡은 우리의 숨결에 가장 가깝게 작곡하고 피아노로 연주한 것들이다. 이 곡들은 "이동 보둔"(Bordun: 선율 아래의 가장 기초적인 1도와 5

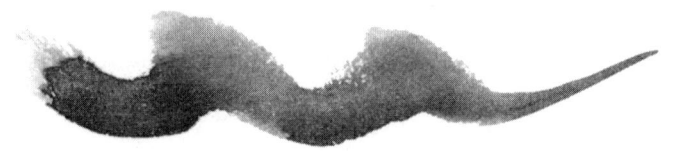

도 화음을 이루는 저음부 반주를 이른다. 특히 이동 보둔은 5도와 6도 사이에서 교차하는 경우를 일컫는다) 식 반주 때문에 명상 효과가 강하게 드러나며, 5음계로 순환하는 멜로디의 흐름이 줄곧 기조를 이룬다. 생명이 끝날 때까지 계속 되풀이되는 심장박동, 정해진 일과, 가고 나면 다시 돌아오는 주, 달, 해의 리듬은 사람의 호흡과 인생에서 결코 빼놓을 수 없는 필수 요소이다. 이 음악들은 그런 반복의 원칙 위에 5음계의 멜로디 라인을 깐 곡들이다.

음악에서 가장 쉽게 반복의 원칙을 찾을 수 있는 예는 동일한 기본리듬(비트)이 전제된 재즈나 팝 음악, 댄스곡, 행진곡 등이다. 이 기본리듬은 규칙적이고 획일적인 박자가 반복되는 형태이기 때문에 자동적으로 태아가 어머니의 뱃속에 웅크리고 들으면서 편안함을 느꼈던 모체의 숨소리와 심장소리의 전형적인 반복리듬을 상기시키기 마련이다. 규칙적인 기본리듬을 들으면 어머니의 뱃속으로 돌아간 듯한 기분을 주는 것은 그런 이유이다. 음악은 상상 속의 자궁을 만드는 마술이다.

연상으로 일어나는 이런 반복 메커니즘은 거의 기초적인 이완과 스트레스 해소 형태에 머물 뿐이다. 거기에 기본이 되는 리듬의 역동적인 느낌을 강화하기 위해서는 쉼표나 당김음을 첨가한다. 즉 규칙적이고 질서정연하며, 똑같은 성격이 반복되는 리듬을 가진 형태에 중단, 분열의 성격이 대립되면 음악이 가진 명상과 긴장해소 측면이 강화된다.

각기 다른 삶을 살고 각기 다른 음악적 경험을 한 사람들에게 알맞을 만한 긴장 완화 음악들을 몇 가지 기준으로 분류해보았다.

- 기독교의 가치관을 가졌거나 기독교도인 사람들에게는 그레고리오 성가가 강한 명상의 효과를 낸다. 이런 형태의 음악은 마음과 영혼이 힘을 얻을 수 있을 만큼의 깊은 이완을 도와준다. 그래서 내적인 안정과 신뢰를 고양하는 영적인 경험도 가능할 것이다. "Swing low sweet Chariot", "Nobody knows the trouble I've seen"과 같은 영가나 가스펠 멜로디도 그런 음악에 포함된다. 두 노래 역시 순환되고 반복하는 5음계로 이루어져 있고 "이동 보둔"으로 반주되면 매우 편안하고 명상에 효과적인 음악이다. 이동 보둔 위에는 5도에서 6도 사이를 왔다갔다 하는 장음의 기본음이 놓이고, 5도에서 6도 사이를 가만히 왕복한다. "이동 보둔"이 있는 음악을 들으며 나직이 흥얼거려보자. 마음을 진정시키고 몸을 이완시켜주는 명상 효과가 커진다.
- 러시아 민요 "사랑하는 사람들이여 어서 오라"라는 곡 역시, 순환하는 멜로디 체계를 갖추고 있으면서 "이동 보둔"이 첨가되면 부분적이나마 명상적인 효과가 발휘된다.
- "옛 얼굴들은 잊혀지고"라는 옛 영국 민요도 반복적인 색채가 짙

은 음악이어서, 듣는 사람이나 노래하는 사람이나 어느새 몸을 좌우로 흔들게 된다. 역시 여기에 "이동 보둔"이 곁들여지면 더욱 효과적이다.
- "잘 자라 우리 아가" 같은 자장가는 반복적 패턴을 가진 명상음악의 대표적인 예로 꼽는다. 자장가는 어린 시절 기억이 무의식적으로 결부되어 있거나 어린아이와 관련된 경험을 가진 사람이 들으면 더욱 그런 효과를 강하게 발휘한다.

바로크, 고전주의, 낭만주의 시대에 작곡된 음악 중에는 명상적인 음악이나, 부분적으로는 관조적이기도 한 음악들이 무척 많다. 그런 특성이 두드러진 음악들을 아래 모았다.

- 요한 파헬벨의 캐논 D장조 : 끈질기게 반복되는 저음부(바소 오스티나토)와 믿음직스런 안정감을 발산하는 익숙한 4도 음정이 몸을 이완시키고 진정케 하며 정신적인 고양을 북돋는다. 반복이 거듭될수록 찬란한 빛을 발하는 음악, 현악기가 내는 풍부한 다성 구조의 높은 음색이 어우러져 누구나 즐겁게 귀기울일 수 있는 음악이 바로 이 곡이다. "되풀이하고 거듭하면서 상승하고 고조된다"는 원칙에 충실하게 명상의 매력을 뿜어내는 음악으로 추천한다.
- 요한 세바스찬 바하의 관현악 모음곡 제 3번 D장조에 나오는 "아

리아"(나중에 G선상의 아리아로 편곡되어 사랑을 받았다)는 가장 많이 연주되는 관현악 작품 중 하나이다. 이 곡 역시 파헬벨의 캐논과 비슷한 구조와 영향력을 가진다. 든든하고 안정감을 주는 반복적인 저음부(오스티나토) 위에 독특한 아름다움과 표현력을 지닌 선율이 고음의 현악기로 연주된다. 기악곡이지만 마치 가곡의 선율처럼, 부드럽게 사로잡으면서도 가슴을 파고들며 동시에 사랑과 위안을 아낌없이 나누어주는 듯한 신비한 마력이 있다.

- 요한 세바스찬 바하가 작곡한 평균율 클라비어 곡집 중에서 C장조 전주곡도 전세계적으로 사랑받는 가장 대중적인 건반악기 연주곡이다. 이 작품의 명상 효과는 무엇보다도 화음이 단절되었다가 다시 '조직적이고 논리 정연한' 느낌으로 진행되는 규칙적이고 한결 같은 교차리듬에서 비롯된다.

- 게오르그 프리드리히 헨델의 오페라 〈크세르크세스〉의 "라르고"는 오페라 역사상 가장 유명한 멜로디를 자랑한다. 이 곡의 인기를 능가하는 다른 오페라 멜로디는 찾아보기 어렵다. 장중하고 풍부한 음색을 들으면 좋은 기억이 떠오르고 의욕이 샘솟는다. 우울한 기분에 젖었던 사람도 이 음악으로 위로를 받고 아늑한 분위기에 잠긴다.

- 명상에 도움이 되는 수많은 고전음악 중에서 볼프강 아마데우스 모차르트의 피아노 소나타 A장조 1악장(쾨헬 번호 331)과 피아노 협주곡 A장조 느린악장(쾨헬번호 488)을 빼놓을 수 없다.

두 악장 모두 한편으로는 미학, 명상, 관조의 성향이 이상적으로 조화를 이루고 있으며, 다른 한편으로는 활동적인 느낌과 편안한 안정감을 동시에 선사한다. 이 상반된 느낌은 각기 다른 요소에서 비롯되는데, 8분의 6박자와 반복하는 멜로디 진행에서는 편안한 이완의 느낌을, 두 작품의 초반부를 장식하는 부점이 찍힌 시칠리아 무곡 리듬에서는 역동성을 느낄 수 있다.

이 악장들은 어떤 음악적 이론과 용어를 갖다 대어도 설명이 어려운, 이 세상 것이 아닌 듯한 아름다움을 풍긴다. 듣는 이의 마음 깊숙한 곳을 울리고 지나가는 명상의 힘은 이 두 음악의 가장 본질적인 힘이다. 음악은 인간의 모든 번민과 그리움을 알고 있고, 또 그것을 넘어선 듯하다. 그러나 그런 것들은 그냥 남겨지는 것이 아니라 저 낮은 곳으로 가라앉는다. 이렇게 내려앉아 끊임없이 진동하는 어둡고 고통스런 심연 위에서, 눈물 속에 떠오르는 미소처럼 위로가 가득한 해맑은 선율이 펼쳐진다. 그리움은 휴식으로 바뀌고 번민은 위안을 얻고 슬픔은 사랑 속에서 사라진다. 음악의 힘은 명상을 관조로 승화시켜 버렸다.

- 하이든과 베토벤의 잘 알려진 음악들 중에도 반복명상의 의미와 맞아떨어지는 음악이 많다.

그 중 베토벤의 "엘리제를 위하여"라는 피아노 소품을 보자. 이 짧은 악곡은 너무 유명한 나머지 원형 그대로도 그렇고 리처드 클레이더만이 한 것처럼 나양하게 편곡되어 연주되기도 한다.

이런 인기 덕분에 이 음악을 듣는 사람들은 참 다양한 개인적인 기억과 경험을 떠올리곤 한다. 특히, 8분의 3박자와 반복적인 구성 사이에서 생겨나는 "헤미올라(3박자 소악절에서 2박자 소악절로 전환)"식 긴장감과 가벼운 리듬진행에서 이 곡의 명상적인 요소가 두드러진다.

- 낭만주의 피아노 소품 중에서는 프란츠 슈베르트의 즉흥곡 내림A장조 작품번호 142번 제2곡을 골랐다. 이 곡은 옛날 동프로이센의 민요 "그대의 심장을 주고 내 심장을 가져가오"라는 노래에서 일부 멜로디를 따서 만든 곡이다. 한편으로는 그런 민속음악에서 빌려온 멜로디가, 또 다른 한편으로는 곡 초반부에 시작되는 사라방드 식 기본리듬이 명상의 효과를 만들어낸다.

- 로베르트 슈만의 피아노 곡인 작품번호 15 〈어린이의 정경〉 중에서 "꿈속에서(트로이메라이)" 역시 고전 음악 중 많이 듣고 연주하는 곡이다. 이 작품 역시 다양한 악기들로 헤아릴 수 없이 많은 응용과 변형을 거쳤는데 특히 첼로와 피아노를 위한 편곡이 가장 일반적이었다. 폭넓은 움직임의 선율이 우리의 마음을 열고 해방감을 맛보게 한다.

- 낭만주의 피아노 작품 중에서 또 하나의 명상음악이 있다면 프레데릭 쇼팽의 전주곡 E단조를 들 수 있다. 이 작품 역시 언제 어디서나 자주 연주되는 곡이다. 특히 8분 음표로 일관하는 반주부에는 반복적인 요소가 다분하고, 일초마다 점점 낮아지는 저음부

라인에서는 안정감과 든든하고 편안한 분위기가 발산된다.

또, 네 마디 동안 h음(나음)을 중심으로 돌고 도는 멜로디는 처량한 '목소리'를 내며 반복적으로 흐른다. 마디에서 마디로 이어질수록 이 음조는 새로운 빛을 발하고, 왼손의 반주와 조심스러운 화음을 이루며 살며시 변화한다. 울적한 기분에 잠겼던 사람이 이 독특한 곡을 들으면, 물씬 풍겨나는 우울한 감성에서 진한 동질감을 느낀다. 누군가로부터 이해받았다는 생각에 안도하며 서서히 스스로를 압박하던 기분을 이겨낼 용기를 얻는다.

12번째 마디에 이르면 반주가 중단되고 멜로디만이 '외롭게' 이어진다. 버려진 심정을 가진 외로운 사람은 이 마디에서 짙은 공감을 경험하며, 바로 다음 마디에서 귀에 익은 멜로디에 맞춰 다시금 반주가 뒤따르면 따뜻한 위안이 가슴 가득 차 오르는 것을 느낄 것이다. 이 마디의 형식 덕분에 듣는 이가 보호받고 있다는 느낌과 공감을 얻은 듯한 편안함을 느끼는 것이다. 이 곡의 결말에서도 그런 인상은 계속된다. 조금 낯설게 들리는 7음 불협화음 뒤에 휴지(休止)가 뒤따른다. 혼자 있음, 고독함을 표현하는 큰 쉼이다. 그러나 이런 고독함도 피아니시모로(매우 여리게) 다시 잇달아 연주되는 화음으로 또 한번 극복되고, 안정적인 기본화음으로 끝을 맺는다.

- "빗방울 전주곡"이라는 이름을 가진 쇼팽의 또 다른 프렐류드(전주곡) 내림D장조도 반복적인 구조에 기초한 곡이다. 왼손이 쉬지

않고 반복하는 내림A 음은 유리창에 부딪히는 빗방울을 연상시킨다. 오른 손이 연주하는 멜로디는 부점의 역할로 리듬감 있게 흐르고, 반주부의 반복적인 구조 뒤에 숨겨진 안식을 전달한다. 음악을 듣는 사람의 마음속에 잠재된 슬픔마저 공감 속에 위안을 얻는다.

- 낭만주의 음악 중에서 가장 사랑 받는 대표적인 작품을 떠올리다 보면 요하네스 브람스의 두 연주자를 위한 왈츠 A장조 제 15번을 반드시 언급하고 넘어가야 한다. 19세기 말 서양 음악사를 풍미했던 '가정음악' 중에서 가장 핵심적인 역할을 담당했던 것이 이 곡이다. 그래서 이 작품을 듣고 많은 사람들이 즐거운 기분이나 유쾌한 기억을 떠올릴 수 있는 지도 모른다.

  왈츠가 가진 치유 기능은 구조적인 특색에 있다. 물결치듯 흔들리는 4분의 3박자는 가볍고도 차분하게 반복되는 영적인 흐름을 유도한다. 곡은 3도 음정과 기본음(밑음) 사이를 여러 가지 방법으로 왕복하면서 시작한다. 왈츠가 시작되는 부분에 있는 6도 평행화음에서는 멜로디와 반주부가 하나로 녹아들며 하나의 감정을 지향함으로써 듣는 사람에게 안락한 느낌을 전달한다.

- 프란츠 리스트의 "사랑의 꿈"(3개의 녹턴모음 중 제 3곡 내림A장조, 작품번호 62)도 유럽 음악사에 길이 남을 인기 있는 곡이다. 프란츠 리스트의 다른 주요 작품과 마찬가지로 이 곡 역시 페르디난트 프라일리그라트의 시에서 영감을 얻어 만들어진 곡이다. 이

시의 첫 번째 연은 이렇게 시작된다.

오, 사랑할 수 있는 한 사랑하라!
오, 사랑하고 싶은 만큼 사랑하라!
무덤가에 서서 슬피 울 그 시간이 다가오기 전에,
그 시간이 다가 오기 전에!

심장이 달아올라 사랑을 품고
사랑을 간직하려 애써라!
또 하나의 다른 심장이 그를 향해
사랑으로 따뜻하게 고동치고 있는 한!

이 곡은 너무나 유명한 탓에 많은 사람들의 귀에 익은 음악이 되었고 문학적이고 부드러우며 섬세한 갖가지 경험과 감정을 불러일으키는 대표적인 작품으로 통한다. 이 음악이 주는 안정과 이완의 효능은 풍부한 감성이 깃든 초반부의 6음 비약에서 가장 잘 드러난다. 그밖에 3도 화음의 강조, 화음 변화가 곁들어진 반복음, 되풀이되는 순환식 4분의 6박지도 명상을 돕는 역할을 한다.

- 노래를 즐겨 부르는 사람이라면 어린 시절부터 성인이 되어서까지 흔히 듣고 부른 민요도 가슴에 새겨진 좋은 음악으로 작용한다. 가족, 친구들과 함께 나눈 기억이라든가 합창단, 혹은 재미있

었던 그룹 여행에 얽힌 기억들도 연상될 것이다. 러시아 계 미국 바이올리니스트이자 지휘자인 에후디 메뉴인은 말했다. "노래는 처음으로 경험하는 모국어이다. 노래는 모든 인류의 공통어이며 모든 민족을 화합하는 힘을 갖는다."

노래라고 해서 대단한 것을 이르는 것은 아니다. 그저 소박하고 평범한 민요, 합창곡, 돌림노래(카논) 같은 것이면 된다. 돌림노래는 음악이 가진 모방과 반복의 원칙을 가장 충실히 수행하는 대표적인 예이다. 똑같은 멜로디가 시간 간격을 두고 여러 사람의 목소리로 반복됨으로써 전체적으로 다성 화음이 완성된다. 똑같은 의미, 똑같은 목적을 가진 소리가 다양하게 분산되면서 다시금 화합하는 과정이다. 그래서 돌림노래는 공동체 의식을 형성하는 데는 그만이다.

함부르크의 성 미카엘리스 교회에서 카논을 부르고 있노라면 절로 그런 일체감을 맛본다. 성가대가 마음을 합쳐 부르는 단순하고 쉬운 돌림노래 형식의 미사곡(예를 들어 "할렐루야"나 "글로리아")이 울려 퍼지면, 그저 구경 삼아 미카엘리스 교회에 들어왔던 단체여행객들 사이에 묘한 일체감이 생긴다. 사람들은 음악을 들으며 무관한 개인들이 모여 있는 듯이 느껴지던 고립감에서 벗어나 진정한 하나의 공동체가 되고 그 속에서 보호받는 듯한 편안하고 이완된 느낌을 가진다.

반복의 원칙은 서양 음악을 이루는 가장 중요한 기본 토대에 속한다.

소위 '진지한' 클래식 음악이든, '가벼운' 대중 음악이든 모두 마찬가지이다. (솔직히 나는 칼로 자르는 듯한 이런 분류를 좋아하지 않는다.)

다시 말하지만, 재즈, 팝 음악, 유행가 등의 대중음악에서도 이 반복의 원칙은 결정적인 근간이 되는 요소이다. 그래서 들으면 절로 몸이 움직이는 이런 음악들은 한편으로는 활발한 운동을 유도하면서도 다른 한편으로는 명상과 이완, 해방감을 중개하는 역할을 한다. 불후의 명작으로 꼽히는 두 곡을 예로 들어, 반복의 원칙과 이 원칙이 갖는 스트레스 해소, 이완의 역할을 반복명상과 결부시켜 설명해보고자 한다.

첫 번째 예 : 어빙 시저가 작곡한 〈No, no, Nanette〉라는 뮤지컬이 1925년 브로드웨이 무대에 오르며 "두 사람을 위한 차(茶)(Tea for two)"라는 노래가 처음 불려졌다. 그리고 이 노래는 전 세계인이 사랑하는 명곡으로 탄생했다. 이 곡의 선율은 두 마디의 동기(動機, 모티브)를 바탕으로 진행된다. 겨우 3개의 음과 생동감 있는 리듬으로 이루어졌을 뿐인데도, 이 단순한 동기는 신기하게 듣는 사람의 몸과 마음을 움직여 놓는다. 이 동기는 두 번 반복되는데, 두 번째 반복에서는 길게 끄는 장음에서 지금까지의 리듬과 멜로디 진행을 뒤엎으며 6음이 비약한다. 이 6음 비약을 통해 조바꿈이 일어나면서 다시 지금까지의 진행이 반복된다. 동기가 두 번 반복되고 두 번째 반복은 또 다시 길이가 긴 음에서 6도 비약하며 마무리된다. 그러면서 다시 원래 조로 돌아간다. 이 곡은 긴장을 해소하고 이완을 가져다주는 전형적인 반복의 되풀이를 가장 확실히 드러내는 예이다.

게다가 바탕에 깔리는 동기부터도 그 내부에 벌써 반복구조를 지니고 있다. 핵심어인 "티 포 투"(Tea for two)에 딸린 3개의 첫 음이 반복을 거듭해야만 기본 동기가 완성된다. 또 그래야만 위에 설명한 구조적인 특징이 멜로디로 흘러나올 수 있다. 한마디로 이 음악에서 반복구조란, 다음 세 가지 차원에서 강력한 힘을 행사한다.

1. 핵심어인 "티 포 투"의 반복음은 이토록 성공적인 명곡을 낳게 한 필수 요소이다.
2. 동기 전체가 두 번 되풀이되되, 바로 직후 조바꿈이 일어난다.
3. 여섯 마디의 반복 형식이 바뀐 조에서 또 다시 반복된다.

이 작품이 세계적인 명곡으로 떠오를 수 있었던 것은 지금까지 나열한 강력한 반복 구조 때문이었다. 듣는 이의 나이와 신분을 막론하고, 사람들은 누구나 거기서 이상적인 이완 효과를 경험했다.

두 번째 예로 들 음악은 "밤의 이방인"(Strangers in the Night)이라는 곡이다. 이 곡 역시 3가지 면에서 강력한 반복 구조를 지닌다.

1. 두 음이 주기적으로 반복하며 반복명상과 이완 효과에 걸 맞는 반복 구조를 만든다.
2. 멜로디를 이루는 기초요소(1번에서 언급한 두개의 음)가 되풀이되면서 기본 동기를 형성하고, 이 동기가 다시 두 번 반복한다. 두 번째 반복 뒤에 "두 사람을 위한 차"에서와 같이 곧바로 긴 음으로 끝을 맺으며 6음을 훌쩍 뛴다.

3. 전체 여덟 마디로 이루어진 한 시퀀스(동기가 반복되는 한 단위를 이르는 것으로 같은꼴가기, 반복진행이라고도 한다―옮긴이) 전체가 한 음을 높여 다시 되풀이된다. 이런 거듭된 되풀이 구조는 청중에게 깊은 인상을 남기고 유례 없는 인기를 누리게 했고, 편안함과 긴장 완화의 효력을 발휘하는 결정적인 요인이었다.

나는 이런 '반복의 원칙'이 팝 음악이나 유행가의 성공에 영향을 미치는지에 대해서 『음악의 대중성』이라는 책에서 자세히 설명하기도 했다.

반복의 원칙은 20세기의 예술 음악에서도 구심점 역할을 했다. 특히 미니멀리즘 음악에서는 음악의 3요소인 선율, 화성, 리듬을 소위 '패턴'이라는 이름으로 끊임없이 반복함으로써 특정한 성격을 만들어가기 때문에, 반복이라는 것은 이 양식이 갖는 뚜렷한 이정표였다. 반복 명상의 개념에 들어맞으면서도 잘 알려진 음악들은 스티브 라이히, 필립 글라스, 존 아담스의 패턴 반복 음악들이다.

20세기에 작곡된 반복적이고 명상적인 많은 음악들 중에서 특히 에릭 사티의 〈고통(Vexation)〉이라는 작품은 장장 12시간 동안 무려 240번에 걸쳐 같은 동기가 반복되는 극단적인 형식을 띤다. 이 곡이 연주될 때는 피아노를 치는 연주자나 청중 모두 일종의 혼수상태에 빠져들고 만다.

이토록 '숨을 멎게 하는', 그러나 '숨을 불어넣는' 음악의 세계는 무궁무진한 다양성과 아름다움을 지니고 있으며, 쉴 새 없이 사람의 심금을 건드리고 울게 하는 힘이 있다. 음악에 몸을 맡기고 움직여라. 지금 이 순간의 명상적 활력을 최대한 효과적으로 발휘할 수 있도록 음악의 힘에 이끌려라. 호흡, 박자, 음악, 호흡, 박자, 소리, 호흡, 박자, 소리……

09
명상으로 만나는 행복

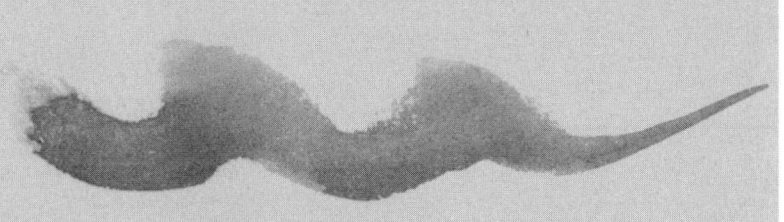

명상으로 만나는 행복

사람들이 짐작하는 것과 달리 우리의 기분이 좋고 나쁘고의 원인은 바깥에 있지 않다. 행복한 기분은 한 사람, 한 개체의 전체적인 상태와 조건에 따라 결정된다. 기분은 좋다가도 나쁘고, 명랑하게 솟구쳤다가도 우울하게 가라앉는다. 침울한 기분이 들 때는 왜 이런 성가신 느낌이 드는지 딱히 이유를 알기도 어렵다. 사람의 기분을 연구하는 학자들에 따르면, 때에 따라 변하는 기분을 보고 지금 그 사람의 육체가 어떤 상태에 놓였는지 판단할 수 있다고 한다. 몸은 운동, 균형 잡힌 식사에서 얻는 적절한 영양공급, 충분한 수면, 특히 휴식과 안정, 명상에 가장 잘 반응한다. 그런 몸의 전반적인 긴장 정도를 거짓없이 따르는 것이 바로 기분이다.

기본적으로 우리 몸은 긴장과 이완을 거듭하게 되어 있다. 힘든 일을 하고 난 뒤에는 휴식과 이완의 시간을 갖고 소모된 에너지 저장량을 재충전해야 한다. 캘리포니아 롱비치 대학에서 사람의 기분에 대한 연구를 하는 로버트 타이어 교수는 신체적인 기분 상태를 네 가지 범주로 나누었다.

- 이완과 에너지 상태: 몸이 완전히 안정되고 에너지가 가득 차 있는 상태이다. 에너지를 모아둔 저장소가 꽉 채워져서 언제든 정신적 육체적인 활동을 위해 쓰일 준비가 되어 있다. 한마디로 '분위기를 탄' 상태이다. 이럴 때는 어떤 일이 주어져도 서두르지 않는 침착한 자세로 잠재된 최고의 능률을 발휘할 수 있다.
- 이완과 피로 상태 : 일을 하고 난 뒤 에너지 저장고가 거의 바닥이 드러나서 말 그대로 지치고 피곤한 상태이다. 적어도 일부러 피로가 주는 쾌감을 '즐기는' 사람이나 "Burn-out 증후군"에 시달리는 사람이 아니라면, 이런 피로 뒤에 오는 휴식이 간절할 것이다.
- 긴장과 에너지 상태 : 에너지와 의욕은 하늘을 찌를 듯 높이 솟았지만, 신체적인 휴식과 명료한 사고를 얻기는 곤란한 상태이다. 일에 대한 중압감과 정해놓은 기간 내에 일을 끝 마쳐야 한다는 스트레스 따위가 몸과 마음을 끊임없이 내리 누르기 때문이다. 근육은 수축되고 혈압도 상승하며, 심장 박동도 계속 빨라진다. 집중력은 흐트러지고 지금 순간에 만족하거나 행복을 느끼기는 어려워진다. 이런 부정적인 기분이 바탕에 깔려 있으면 언제든 갑자기 울적함이 덮칠지도 모를 일이다. 일도 사생활도 바쁘게만 돌아가는 현대인의 일상이 그대로 드러나는 경우가 아닐까 싶다.
- 긴장과 피로 상태 : 비축된 에너지가 모두 소모되었는데도 스트레스는 끊길 줄 모르고 계속 이어지는 상태이다. 휴식과 회복의 시

간이 없으니 당연한 결과이다. 이렇게 완전히 소진된 몸과 신경 상태에서는 심근경색이나 뇌졸중 위험이 높아지고, 가라앉은 기분이 우울증으로 악화할 가능성도 높다.

다시 말해 현재의 신체 흐름은 그때 그때마다 기분을 좌우하는 결정적인 요소이고, 또 거꾸로 우리가 행복하고 좋은 기분인지 아니면 침울하고 불행한 기분인지에 따라 몸 상태를 짐작할 수 있다는 것이다. 그러므로 긴장하고 피로한 상태(네 번째 분류)에서는 아무리 "괜찮아, 난 할 수 있어!" 같은 구호로 사기를 북돋아도 별로 소용이 없다. 우리 몸과 생각은 함께 반응하고, 함께 움직이기 때문이다. 몸은 피곤에 절어 축 처졌는데 어떤 좋은 생각이 떠오르겠는가. 부정적인 생각들이 정신을 점령하고 무엇에든 의욕이 사라질 것이다.

우리는 처음부터 아예 쾌락주의자로 태어났다. 즉 즐겁고 유쾌한 것은 하고 싶어하되, 그렇지 않은 것은 피하려고 하는 성질을 가진 것이다. 사람은 누구나 되도록 오래 재미를 느끼려고 애쓰고 안 좋은 상황은 어떻게든 도망치고 싶어한다. 그러므로 기분을 밝게 하고 전환하려면 스트레스를 해소하는 기능을 가진 신체적 기법들을 이용하는 것이 좋다. 상쾌한 전신 운동을 하는 것도 좋고, 반복명상과 병행하면 더욱 효과적이다.

여러분은 오랫동안 산책을 하고 난 뒤라든가 걷기 운동, 조깅을 하고 난 뒤, 혹은 자전거 하이킹을 하는 도중에 느끼는 느슨하고 편안한 이완의 쾌감을 경험해보았을 것이다. 이런 체감은 30분에서 60분 정도 시간을 투자해 몸을 움직였을 때 얻을 수 있다. 어쨌든, 스트레스를 해소하기 위한 이런 일들은 요즘 같은 직업환경에서는 주말이나 휴일을 이용하지 않고서는 맘처럼 쉽게 실천이 되지 않는다. 힘겨웠던 하루 일과를 마치고 집으로 돌아오면, 푹신한 소파나 방바닥에서 몸을 일으켜 공원을 몇 바퀴 뛰러 나간다거나 실내 운동기구 위에서 굳이 땀을 흘리고 싶은 마음이 들지 않을 것이다.

그나마 긴장해소운동으로 스스로를 가다듬고 건강을 지키려 해도 여유가 부족한 생활에서는 늘 시간이 문제이다. 밤늦게까지 이어지는 회의와 각종 세미나, 잦은 출장, 어디서든 기다려야 하는 불편과 그럴 때 어쩔 수 없이 겪는 무의미한 시간들, 뒤에 선 사람은 생각도 안 한 채 오래 계속되는 앞사람의 대화 때문에 한계에 도달한 인내심과 이해심. 이렇듯 연속되는 '중요한' 일과 사건들 사이에서 꼼짝달싹 못하고 귀한 시간을 내어주는 것이 도시인의 현실이다.

하지만 틈도 짬도 없는 바쁜 일과 속에서도 가히 빛을 발하는 스트레스 관리법이 바로 반복명상이다. 딱 15분 정도만 집중하면 앞서 살펴본 "이완과 에너지" 상태로 들어갈 수 있다. 스트레스를 풀기 위해 따로 운동복으로 갈아입거나 특정한 도구를 갖춰야 하는 것도 아니다. 여러분은 일하는 도중이든, 출장 중이든 언제 어디서나, 낮이든 밤이든 횟수에 관계없이 긴장완화운동을 할 수 있다.

- 숨막히는 일정에서 잠시 물러나 자리에 앉는다. 마음을 가다듬고

눈을 감는다.
- 호흡이 들고 나는 리듬에 자기가 생각해 낸 생각문구, 혹은 반복적인 음악을 조화시킨다. 느긋하고 좋은 기분이 될 때까지 꾸준히 계속한다.

이런 좋은 기분은 몸이 절로 다음과 같은 과정을 겪으며 변하기 때문에 생긴다.
- 숨이 고르고 깊어진다.
- 혈압과 맥박수가 눈에 띄게 낮아진다.
- 몸 전체의 근육과 관절이 느슨하게 이완된다.
- 근심이나 걱정이 잊혀지고 쾌적한 기분이 스르르 샘솟는다.
- 억지로 하거나 따로 시간을 들이지 않아도 건강한 몸과 마음을 얻는다.

여기 소개한 방법으로 여러분이 소모한 에너지를 빠른 시간 안에 재충전하는 습관을 들여보자. 유쾌한 기분과 낙천적인 행복감이 늘 찾아올 것이고, 여러분의 몸은 생명력을 얻고 신선한 기와 의욕이 삶을 장식할 것이다.

10
한 마디로 반복명상은…

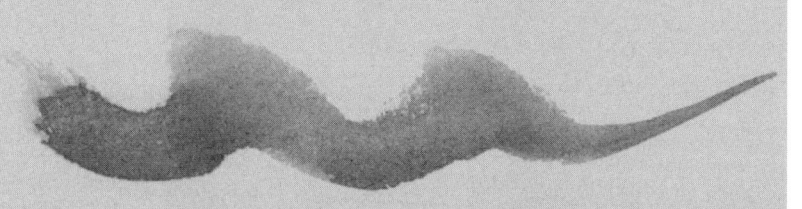

한 마디로 반복명상은…

이 장에서는 독자 여러분의 이해를 돕고 조금이라도 더 실제 생활에 응용이 쉽도록, 반복명상의 제일 중요한 과정과 효과를 간추려 다시 한 번 정리를 해보겠다. 그 뒤에 이어지는 찾아보기는 이 책에서 〈생활 속의 건강 지킴이 반복명상〉이라는 단락으로 소개된 방법들의 위치를 일러둔 것이다.

여러분의 삶이 더욱 건강해지고, 반복명상에서 예상치 못한 효능과 즐거움을 발견하는 행복한 시간이 되었으면 한다.

■ 반복명상은 놓아버리고 무엇인가를 애써서 하지 않으려 노력함으로써 몸과 마음을 수련하는 일이다. 반복명상은 어머니의 몸속에서부터 배우고 나온 행운의 선물과 같다. 태아기와 유아기에서 배운 것들은 강력하게 뇌에 기억되고 매 시간마다 실습까지 거치며 강화된다. 우리 몸은 긴장과 스트레스에서 벗어나고자 할 때 어릴 적에 학습된 이 기억을 불러내 몸으로 실천할 수 있도록 되어 있다. 반복명상은 본능과도 같은 기능을 빠르고 효

과적으로 작용케 하는 것이면서 별다른 수고를 들이거나 따로 강습을 받을 필요가 없다.

우리가 필요한 건 그저 어린 시절 기억된 심상을 불러내고, 간단한 집중을 하는 것뿐이다.

- 조용한 곳에 자리를 잡고 두 눈을 감는다. 외부를 향한 주의를 차단한다.
- "상상 속의 자궁" 안에 들어앉은 듯한 웅크린 자세를 취하거나 등을 대고 편안히 바닥에 눕는다.
- 들숨과 날숨이 오고가는 일에 정신을 집중한다.
- 자기에게 맞는 생각문구를 골라 마음속으로 되뇌인다. 아니면 반복적인 구조가 포함된 음악이나 반복적인 몸 동작, 반복적인 심상을 이용해 명상한다.

■ 15분 정도 계속하면 의식도 명상 단계로 서서히 몰입하고, 스트레스에 반응하는 교감신경은 지배력을 잃고 부교감신경이 스트레스를 차단하는 기능을 발휘한다.

■ 반복명상을 하는 것만으로 새로운 창조력과 생명력을 얻는다. 타인의 도움을 받을 필요도 없고, 시간을 낭비하거나 억지로 애를 써서 할 필요도 없다. 체세포의 산소소모량도 10내지 17퍼센트 줄어든다.

- 반복명상은 몸을 회복시키는 "산소 샤워"이다. 몸을 격렬히 움직여 땀을 흘리지 않아도 산소 회복이 충분하다.

- 사고가 자유로워지고 걱정이나 부정적인 생각들이 새로운 창조력으로 탈바꿈한다.
  심장과 폐가 회복을 거치고, 혈압, 맥박, 호흡이 모두 절약 상태에 접어든다.
  근육과 관절이 이완되고 지금껏 경험하지 못한 자유로운 동작이 가능해진다.
  시간도 나만의 시계에 따라 흘러간다. 상대적으로 시간이 고요히 멈추기도 한다.

- 반복명상은 스트레스를 해소하고, 삶 전체를 좀더 느긋하고 여유있게 영위하도록 도와준다.

➜ 『생활 속의 건강을 지키는 반복명상』는 아래 소개되는 반복명상을 실천하는 사람에게 어울리는 표어가 될 것이다.

등산 : 77쪽

훌륭한 연주회의 감동을 더욱 감동적으로: 113쪽

비행공포증을 이기자 : 132쪽

심근경색과 뇌졸중 예방 : 168쪽

무대 공포증과 시험 공포증 : 52쪽

스포츠 기능 향상을 위해 : 73쪽

일터에서 틈새 낮잠으로 피로를 이긴다 : 94쪽

틈새 낮잠으로 고속도로 졸음운전 예방하기 : 99쪽

불면증 : 62쪽

자투리 시간을 생산적으로 : 34쪽

뱃멀미 : 143쪽

일광욕을 건강하게 : 176쪽

이명 현상을 극복 : 153쪽

초간단 명상법 : 37쪽

부록 CD 해설

Title 1 : 저자 게르트 슈낙의 해설

호흡하면서 음악을 듣고, 음악을 들으면서 함께 호흡을 해보십시오. 이 두 가지가 힘을 합쳐 여러분의 몸과 마음을 명상의 세계로 이끄는 안내자가 될 것입니다. 거듭되는 들숨과 날숨은 몸을 한 데 모아주고, 음악 속에 자리한 반복적인 성격은 마음의 움직임을 올곧게 한 데 모아줍니다.

바닥에 등을 대고 편안히 누우십시오. 이제 눈을 감습니다.
음악의 율동과 마디마디에 숨결의 들고나는 박자를 일치시킵니다. 호흡 수련을 처음 할 때는 16번씩 숨을 들이쉬고 내쉽니다. 반복명상을 하다 보면 호흡이 깊고 편안해지며 느려집니다. 그리고 편안하고 반복적인 음악도 같이 조화를 이루어 흐르게 합니다.
여러분의 몸을 느긋하게 이완하고 마음의 걸림돌이나 근심들을 놓아버리세요. 자유로운 생각이 날개를 달고 훨훨 날아오를 섭니다.

Title 2 : 헤르만 라우에가 연주하는 명상 즉흥곡

이 곡은 반복되고 되돌아오는 선율 진행, 일정한 범위 안에서 왕복하는 화음구조 때문에 우리의 들숨날숨과 잘 조화를 이루는 음악입니다. 그래서 저자 게르트 슈낙이 이 책에서 여러분께 얘기하는 반복명상수련의 핵심적인 내용을 소리로 잘 표현하는 셈이죠. 이완, 명상, 관조의 개념을 말입니다.

음악에 귀를 기울이고 거기서 들리는 리듬에 몸을 맡겨보세요. 평화의 기운이 느껴지지 않습니까?

Title 3 : 헤르만 라우에의 자장가 피아노 연주곡

저음부가 5음 화음에서 6음 화음 사이를 교차하는 "이동 보둔" 반주가 곁들여지고, 평화롭고 다정한 분위기의 순환 선율이 있어 명상 효과가 더욱 커집니다.

곡 결말부에 마지막으로 흐르는 반복선율이 여러분이 편안히 이완하도록 도와줍니다.

Title 4: 헤르만 라우에가 연주하는 사랑의 노래

사랑에 대한 친숙한 멜로디는 차분하게 흐르며 안정감과 신뢰감, 희망과 확신을 심어줍니다.

Title 5 : 헤르만 라우에의 "반복명상을 위한 반복적인 피아노 즉흥곡"

이동 보둔 반주와 순환되는 선율, 연속되는 반복음, 천천히 잦아드는 음량 등, 이 곡의 뚜렷한 특징이 음악과 들숨날숨을 일치시켜줍니다.

Title 6 : 쇼팽의 녹턴 내림 F장조 (연주 : 빅토리아 라키소바)

시적인 음악입니다. 불안과 긴장을 사르르 녹여내는 힘이 있어서 명상을 하기 위한 이완으로 천천히 몸과 마음을 인도합니다.

Title 7: 스크랴빈의 연습곡 내림F장조 (연주 : 빅토리아 라키소바)

이 음악은 저항하고픈 욕구를 불러일으키고 왠지 모를 동요를 자아냅니다. 그러나 이 음악은 우리의 심정을 십분 이해하는 것 같고, 생각의 자유를 선사합니다. 여러분은 한결 가뿐한 몸과 마음을 느낄 겁니다.

Title 8 : 모차르트의 피아노소나타 D장조 느린 악장 쾨헬번호 576번 (연주 : 빅토리아 라키소바)

수정처럼 맑고 투명한 느낌의 밝고 명랑한 모차르트 곡입니다. 부정적인 생각들이 천천히 엷어지는 것 같지 않나요? 육중한 곡은 아니지만 전혀 피상적이거나 천박한 느낌이 들지 않죠? 이 음악 안에 인간의 고뇌를 이미 이해하고 있는 듯한 깊이가 천천히 울려나오기 때문일 겁니다. 그 속에서 사랑은 소리라는 모양새를 갖추고, 초경험적인 차원이 무르익습니다. 천국의 느낌이 있다면 바로 이것이 아닐까요?

Title 9 : 쇼팽의 전주곡 E단조 (연주 : 빅토리아 라키소바)

쇼팽의 이 작품도 인간의 번민을 그대로 안고 있는 음악입니다. 그러나 공감과 동시에 고통과 슬픔을 극복하고 그것에서 해방되는 길을 제시하기도 하지요. 두드리는 듯한 리듬을 가진 반주가 듣는 이의 호흡을 음악에 묶어줍니다.

Title 10: 쇼팽의 전주곡 내림 D장조 "빗방울 전주곡" (연주: 빅토리아 라키소바)

역시 이 음악도 인간의 깊은 슬픔을 출발점으로 하여 그것을 신기하고도 강력한 방법으로 표현합니다. 우리는 그것에 매료되고 호흡의 리듬을 저절로 음악에 맞추어 반복명상이 자연스레 이루어집니다. 이 음악에는 우리를 열고 해방시키며, 지금의 우리를 넘어서 다른 모습으로 자라나게 하는 초월의 힘이 완벽한 관조의 조건이 갖춰져 있습니다. 정신과 영혼과 몸이 음악의 주재로 융화되고 하나가 됩니다.

옮긴이 _ 김시형

서울에서 출생해 숭실대학교 독어독문학과를 졸업하고
독일 뮌스터 대학과 본 대학에서 언어연수를 받았다.
지금은 저작권에이전시에서 독일어 담당자로 일하고 있다.
옮긴 책으로는 『암호의 세계』 『내 영혼의 햇살』
『미하엘 쾰마이어의 그리스 로마 신화』 『독일인의 사랑』 등이 있다.

건강을 지키는 생활 속의 반복명상

초판 1쇄 | 2004년 12월 7일

지은이 | 게르트 슈낙·헤르만 라우에
옮긴이 | 김시형
펴낸이 | 이의성
펴낸곳 | 지혜의나무

등록번호 | 제1-2492호
주소 | 서울시 종로구 관훈동 198-16 남도빌딩 3층
전화 | 02 · 730 · 2211
팩스 | 02 · 730 · 2210

ISBN 89 - 89182 - 25 - 5 03690
ⓒ지혜의나무

* 잘못 만들어진 책은 구입처나 본사에서 교환해드립니다.